Les secrets du BICARBONATE

Direction de la publication :
Isabelle Jeuge-Maynart et Ghislaine Stora

Direction éditoriale :
Aurélie Starckmann

Édition :
Sylvie Cattaneo-Naves

Mise en pages :
Sophie Compagne

Couverture et conception graphique :
Aurore Élie

Fabrication :
Émilie Latour

ISBN : 978-2-03-598378-7

Les Éditions Larousse utilisent des papiers composés de fibres naturelles, renouvelables, recyclables et fabriquées à partir de bois issus de forêts qui adoptent un système d'aménagement durable. En outre, les Éditions Larousse attendent de leurs fournisseurs de papier qu'ils s'inscrivent dans une démarche de certification environnementale reconnue.

PAPIER À BASE DE
FIBRES CERTIFIÉES

LAROUSSE s'engage pour l'environnement en réduisant l'empreinte carbone de ses livres. Celle de cet exemplaire est de :
700 g éq. CO_2
Rendez-vous sur
www.larousse-durable.fr

MARIE-NOËLLE PICHARD

Les secrets du BICARBONATE

CUISINE
SANTÉ
MAISON

LAROUSSE

SOMMAIRE

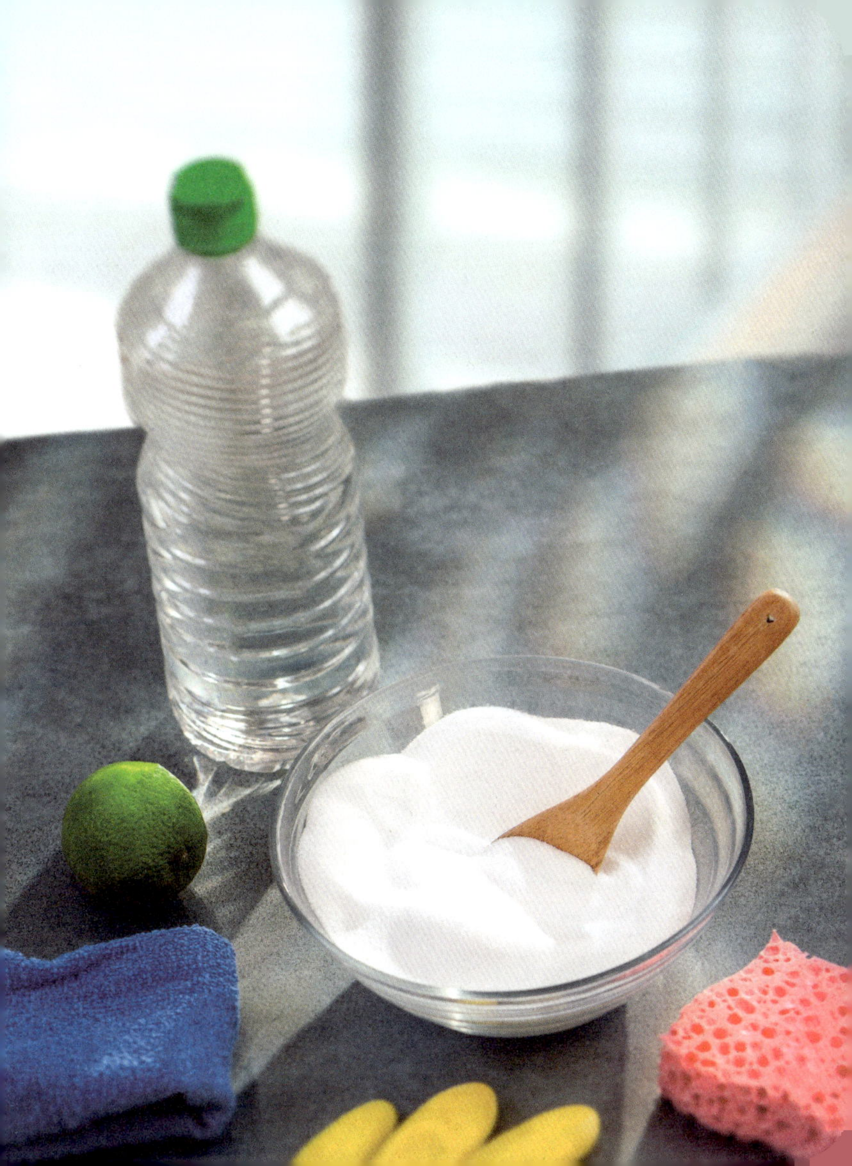

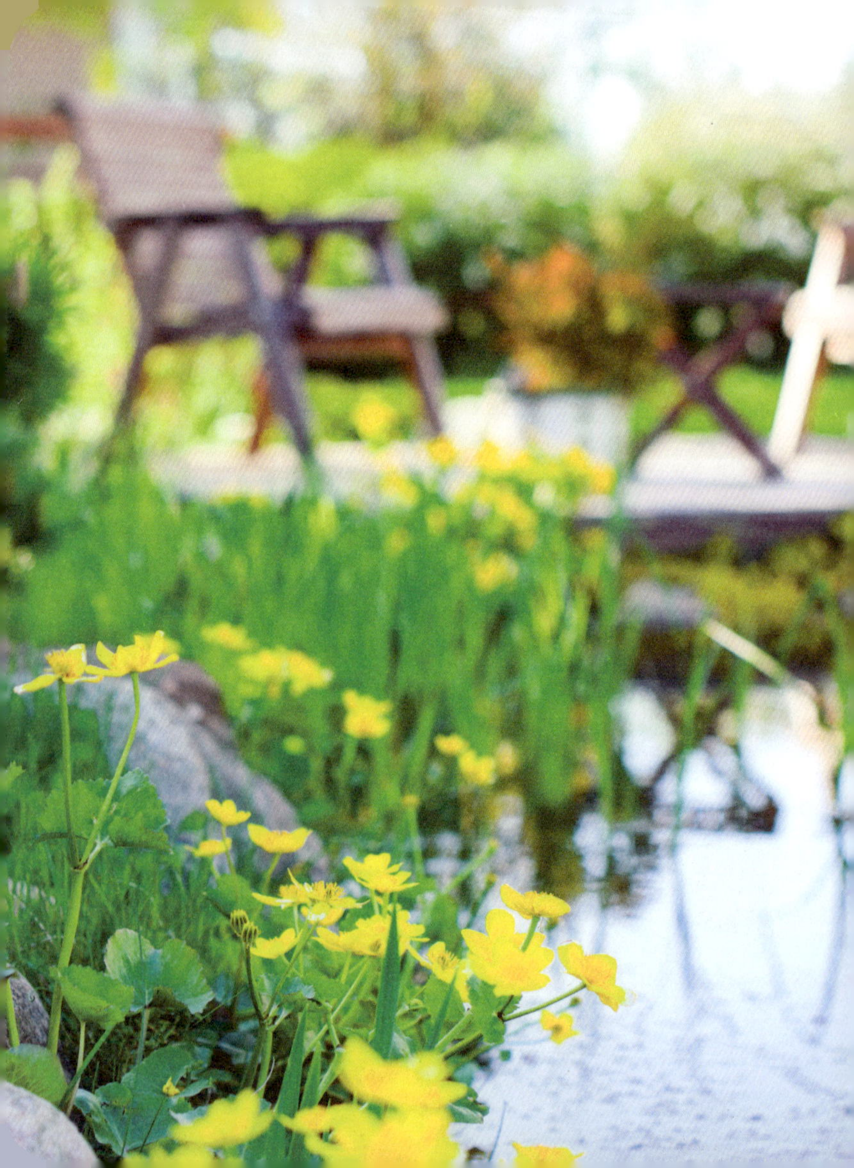

Bicarbonate de soude ? Le nom évoque les digestions difficiles et les remèdes de grand-mère. Pourtant, cette poudre blanche et inodore, semblable à du sucre glace, réserve bien des surprises à qui sait s'en servir.

Elle est utilisée depuis longtemps dans l'industrie, mais on redécouvre sa place dans la maison comme au jardin où elle est bonne à tout faire (ou presque).

Ses adeptes, de plus en plus nombreux, ne lui trouvent que des qualités. Il est vrai que le bicarbonate en a beaucoup, il nettoie et désinfecte, fait lever la pâte, adoucit l'eau, neutralise les odeurs…

Enfin, dernier atout et non des moindres, il est non toxique pour l'homme et pour l'environnement.

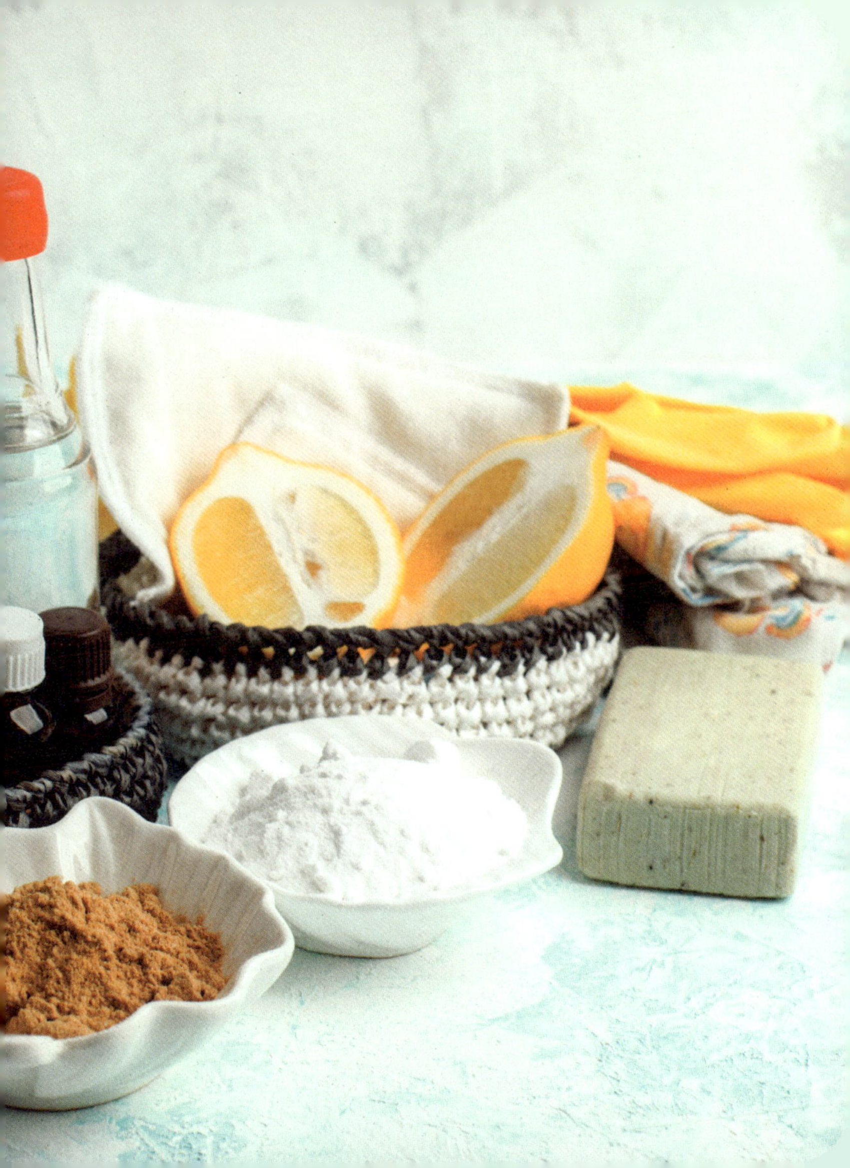

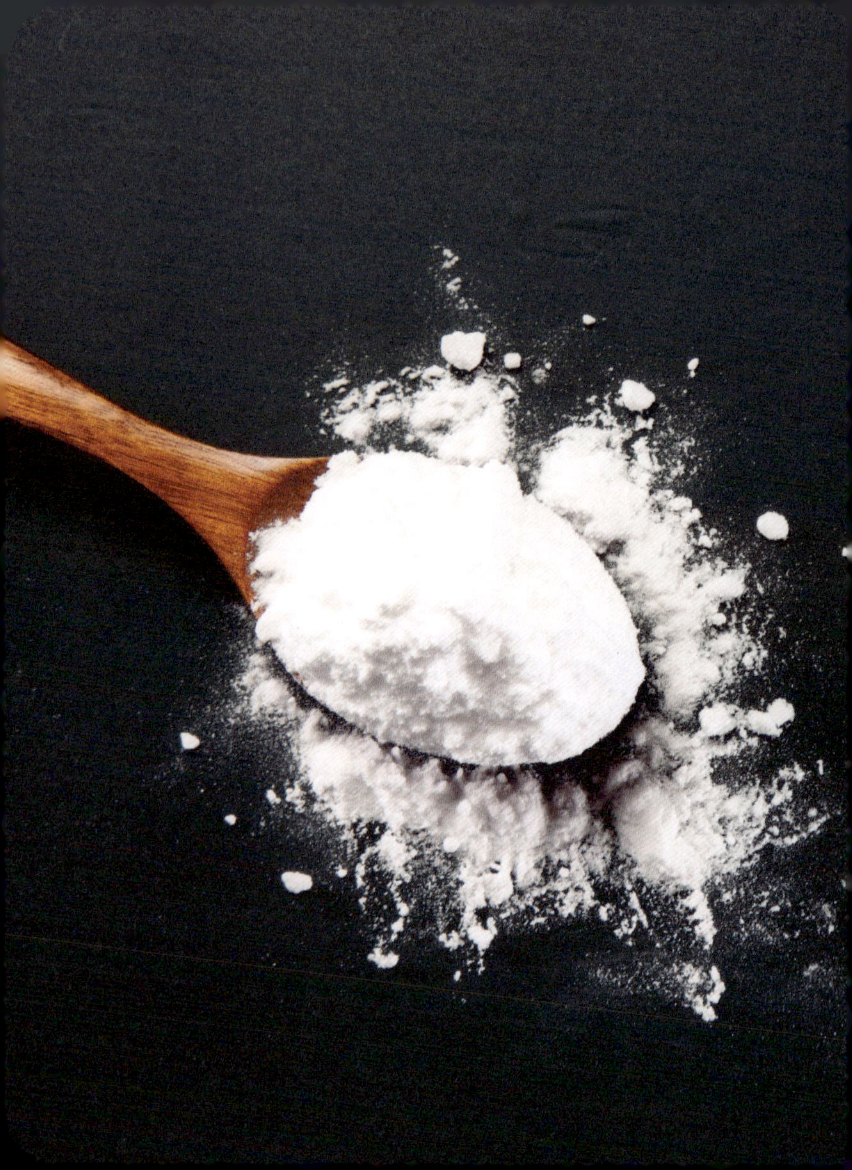

REDÉCOUVRIR LE BICARBONATE

NATUREL, LE BICARBONATE ?

On lit, en effet, souvent que le bicarbonate est un produit entièrement naturel. C'est à la fois vrai et faux et ces allégations méritent quelques explications.

Le bicarbonate de soude ou de sodium – $NaHCO_3$ de son petit nom chimique – ne se trouve pas réellement à l'état pur dans la nature.

On l'obtient, pour une partie de la production, à partir du **natron**, dont on trouve des gisements en Afrique et en Amérique du Nord. Ce minéral, composé pour l'essentiel de carbonate de sodium et de bicarbonate de sodium, résulte de l'évaporation de l'eau de lacs très chargés en sel, mais il existe aussi sous forme de dépôts fossiles.

L'autre partie de la production est d'origine chimique, le carbonate et le bicarbonate étant alors obtenus à partir de **chlorure de sodium** (c'est-à-dire du sel) et de **craie**. Il s'agit donc d'une substance qui est soit raffinée après extraction, soit synthétisée, mais qui, à la différence de beaucoup d'autres, est parfaitement biodégradable.

DE L'INDUSTRIE À L'ÉCOLOGIE

De nos jours, l'industrie utilise le carbonate de sodium principalement dans la fabrication du verre, des silicates et des détergents.

Le bicarbonate, quant à lui, est employé en pharmacie (antiacides, hémodialyse, cachets effervescents), dans l'alimentation humaine (levure, conservateur) et animale, dans les détergents, en agriculture (lutte contre certains parasites et champignons) et, plus récemment, dans l'épuration des fumées d'incinérateur et le traitement des eaux.

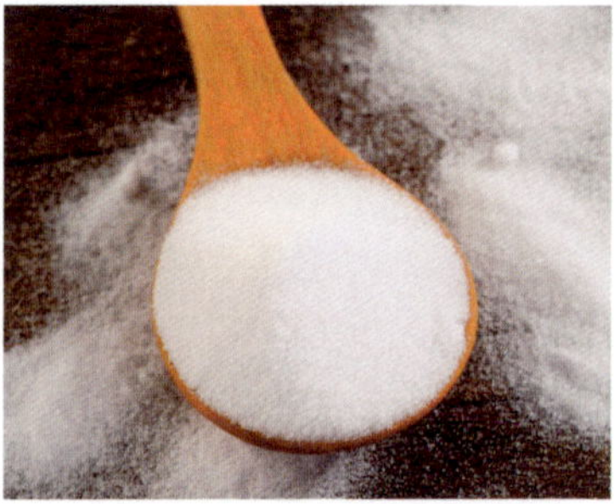

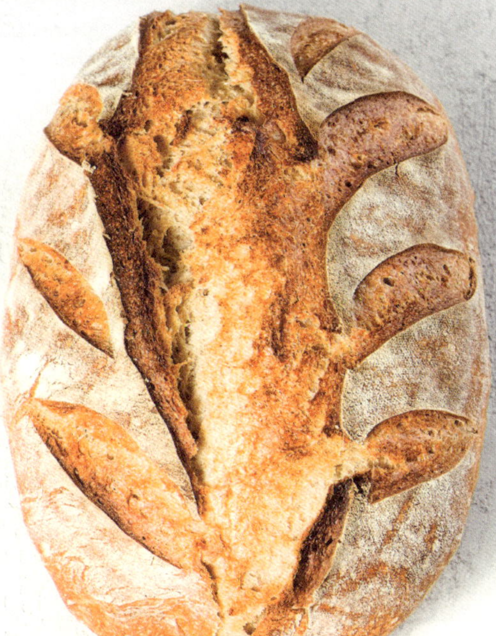

DES NOMS, DES PROPRIÉTÉS ET DES USAGES

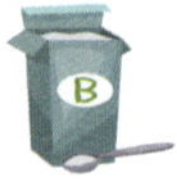

Le bicarbonate est connu sous de multiples noms. Le plus courant, celui sous lequel on le trouve dans le commerce, étant bicarbonate de soude ou de sodium.

Le sodium – composant principal de notre poudre miracle – n'a été isolé et analysé qu'en 1807. Pourtant, qu'il s'appelle carbonate acide de sodium, carbonate acide monosodique, *baking soda* dans les pays anglo-saxons, sel de Vichy en Belgique ou « petite vache » au Québec (à cause du dessin figurant sur la boîte), il s'agit toujours de la même substance plus ou moins raffinée.

Parmi ses propriétés, relevons qu'il est inodore, soluble dans l'eau, mais pas dans l'alcool, légèrement abrasif, qu'il stoppe la croissance des champignons, moisissures et mycoses et qu'il est ininflammable. Au contact d'acides, il génère du dioxyde de carbone (CO_2). C'est d'ailleurs cette réaction qui permet à la pâte de lever. En présence d'ingrédients acides comme le citron, le lait, le yaourt, le miel ou la mélasse, il libère des bulles de gaz qui font gonfler pains et gâteaux et pétiller le mélange vinaigre-bicarbonate.

Il stabilise le pH des solutions. Le pH (potentiel hydrogène) mesure la valeur acide, neutre ou basique (alcaline) d'un milieu. Le sien se situe de 8 à 8,5, sur une échelle allant de 0 pour le plus acide à 14 pour le plus alcalin. Le bicarbonate, qui est présent dans le sang des êtres vivants, est un antiacide naturel de l'organisme. Cette propriété lui permet aussi de lutter contre les brûlures d'estomac, d'éliminer la saleté – souvent constituée d'acides gras – ou de neutraliser les mauvaises odeurs. Enfin, dilué dans l'eau, il l'adoucit en empêchant la formation du calcaire, ce qui augmente le pouvoir lavant des savons et détergents.

Cette énumération ne donne qu'un aperçu du potentiel de cette poudre étonnante. On comprend donc mieux, au-delà de la simple économie domestique et de la mode verte, pourquoi le bicarbonate se révèle aussi un atout pour l'industrie.

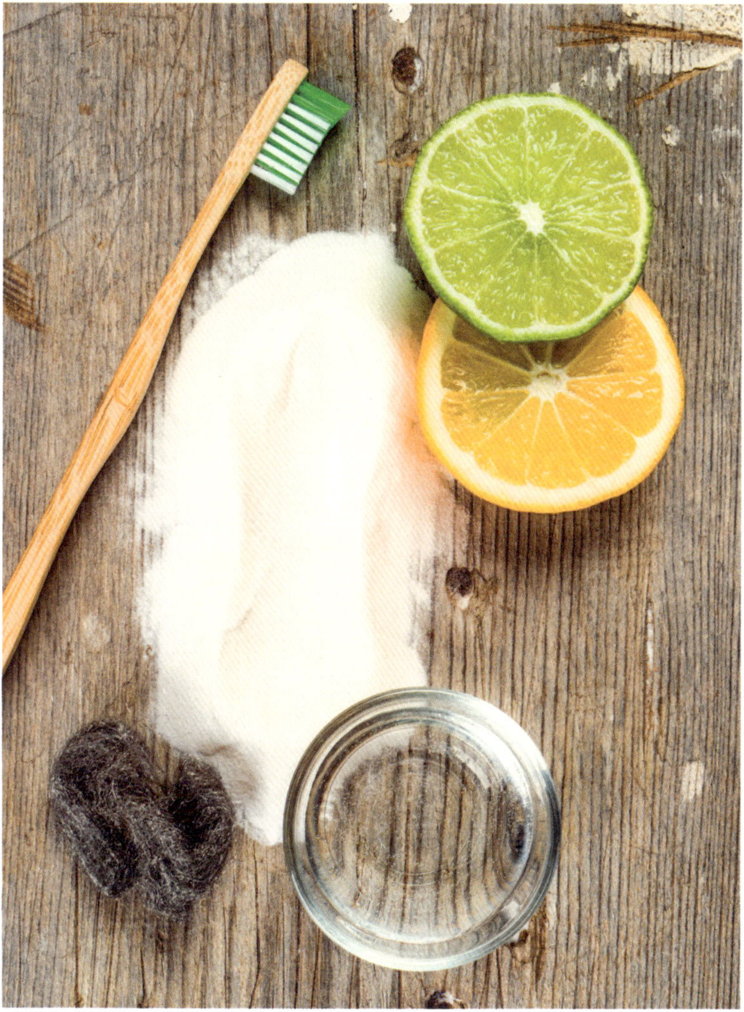

OÙ LE TROUVER ET QUELLE QUALITÉ ACHETER ?

On trouve le bicarbonate en droguerie, au rayon sel ou farine des supermarchés, dans certains magasins bio, en pharmacie et sur internet. La diversité des lieux de vente reflète (à l'exception d'internet) la diversité d'utilisation du produit.

Il existe **trois qualités de bicarbonate** qui correspondent à différents **degrés de pureté.**

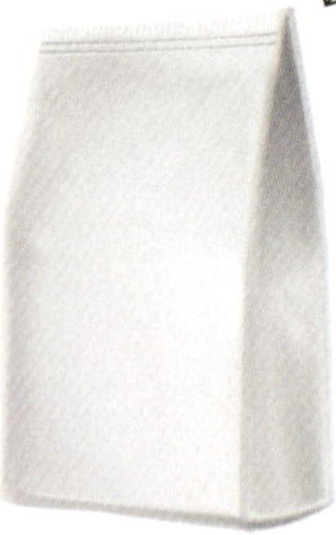

La qualité « technique » ne convient que pour les tâches ménagères, le bricolage et le jardinage.

La qualité « alimentaire » autorise pratiquement tous les emplois : cuisine, nettoyage, jardinage, soins de beauté et d'hygiène : pour l'homme comme pour l'animal.

La qualité « pharmaceutique », la plus raffinée et la plus contrôlée, est destinée à un usage médical.

Les prix varient donc en fonction de ces spécificités, mais il ne s'agit pas d'un produit cher.

Pour un usage courant, préférez la qualité « alimentaire ». Vous pouvez aussi acheter du bicarbonate « alimentaire » pour la cuisine et « technique » (le moins cher) pour le ménage.

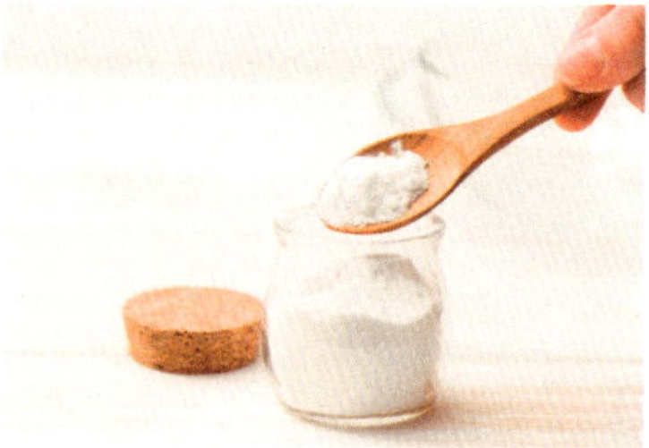

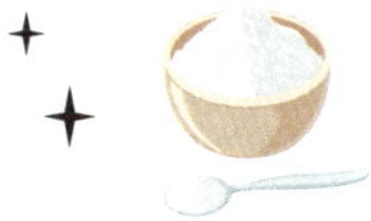

COMMENT LE CONSERVER ?

Le mieux est encore de le garder dans son **conditionnement d'origine** bien fermé, rangé dans un placard **à l'abri de l'humidité.**
Ne le mettez ni au réfrigérateur ni dans un sac ou une boîte en plastique.
Évitez de laisser le contenant ouvert, car le bicarbonate absorbera les odeurs ambiantes et perdra toute son efficacité. Pour en avoir toujours à portée de main dans la cuisine et la salle de bain, transvasez de petites quantités de poudre dans un pot de confiture ou une saupoudreuse à sucre avec un couvercle.
Le bicarbonate se conserve longtemps. Pour le tester, il suffit d'en prendre une pincée et de verser dessus une goutte de vinaigre ou de citron. S'il mousse, c'est qu'il est toujours actif.

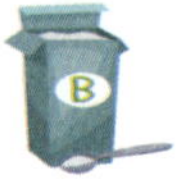

UNE QUESTION DE PH

On a vu que le pH, qui est une abréviation pour potentiel hydrogène, permet de mesurer le degré d'acidité ou d'alcalinité d'un milieu sur une échelle qui va de 0 à 14. 0 mesurant le plus acide et 14 le plus alcalin ou basique.

Les fonctions organiques de tout être vivant, et donc d'un humain, ont chacune un pH précis qui n'admet que de faibles variations. Toute modification, dans un sens ou dans l'autre, est signe de dysfonctionnement et prélude à l'apparition d'une pathologie bénigne ou plus sérieuse.

Le pH de la salive est alcalin et contient naturellement du bicarbonate nécessaire à la neutralisation des toxines alimentaires acides. Le pH du sang est alcalin, on y trouve aussi du bicarbonate qui permet d'éliminer les toxines, en particulier l'acide lactique que produit l'organisme pendant l'effort. Le pH de la peau, quant à lui, est acide et se situe entre 5,2 et 7, mais peut varier avec l'âge et suivant les zones du corps. Cette amplitude s'explique aussi du fait des différentes natures de peaux : normales, sèches ou grasses. Les peaux sèches étant plus acides que les normales – qui ont un pH de 6,5 – et que les grasses, plus alcalines. L'eau que nous buvons et avec laquelle nous nous lavons se définit suivant les mêmes caractéristiques. Celle qui est distribuée dans les grandes villes françaises est maintenue entre 7,8 et 8,3, ce qui correspond à un pH basique ou alcalin.

PH ET DOSAGE

En quoi cette digression sur le pH concerne-t-elle un ouvrage traitant des bons usages du bicarbonate ? Tout simplement parce que, dans une solution, il maintient un **pH relativement constant** même si un acide ou une base y est brusquement ajouté. C'est ce qu'on appelle une « substance tampon ». Cette qualité lui permet de neutraliser les graisses et les mauvaises odeurs (acides) qui résultent souvent de leur décomposition, ainsi que l'acidité gastrique.

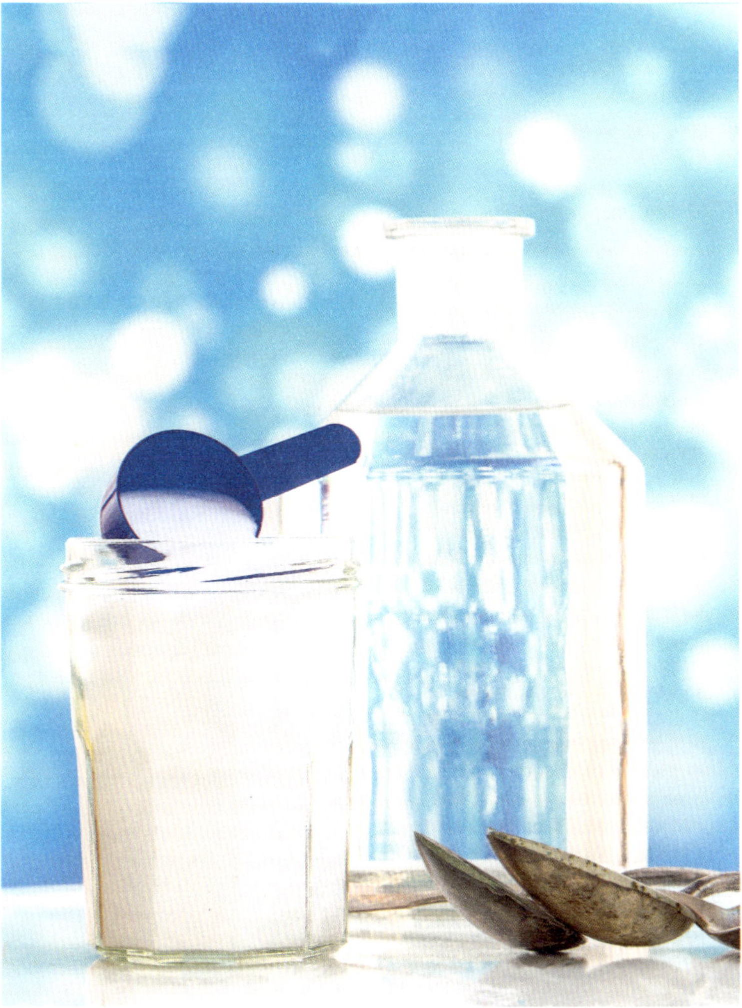

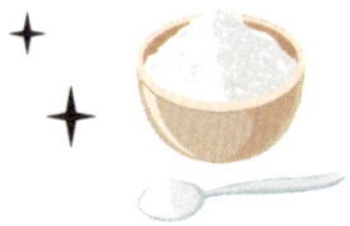

ATTENTION !

Ne confondez pas bicarbonate de soude et **cristaux de soude** – l'autre nom du carbonate de sodium. Ils sont frères, mais pas jumeaux. Les cristaux servent aussi à nettoyer, dégraisser ou déboucher, mais sont plus puissants et peuvent irriter la peau et les yeux.

Ne le confondez surtout pas avec la **soude** ou **soude caustique** (hydroxyde de sodium), parfois appelée lessive de soude – ce qui prête à confusion. Il s'agit d'une solution extrêmement corrosive et toxique, souvent vendue dans le commerce pour déboucher les canalisations. Elle est aussi dangereuse pour l'homme que pour l'environnement et exige de grandes précautions d'utilisation.

QUELLES CONTRE-INDICATIONS MÉDICALES ?

Le bicarbonate est sans danger pour l'homme et l'animal, quand il est employé avec mesure, mais n'est pas sans conséquence quand on l'ingère ou qu'on l'utilise comme produit de beauté.

À haute dose, il peut modifier l'équilibre acido-basique du sang ou des sucs gastriques et peut aussi irriter la peau. Ce qui est vrai pour nettoyer un évier ne l'est pas forcément pour calmer des brûlures d'estomac. Il est donc préférable d'éviter de surdoser.

Pour tous les travaux ménagers (et même pour la cuisine, où les quantités sont minimes), il n'y en a aucune. Les recommandations de prudence et de modération s'adressent essentiellement aux personnes souffrant d'hypertension et d'insuffisance cardiaque ou rénale, du fait de la présence de sodium. La prise de certains médicaments (chlorhydrates, insuline, alcaloïdes, antibiotiques) peut aussi être un facteur de contre-indication. En cas de doute, consultez un professionnel de santé. Pour les enfants en dessous de 12 ans, les femmes enceintes ou qui allaitent, il faut se conformer à l'avis d'un médecin.

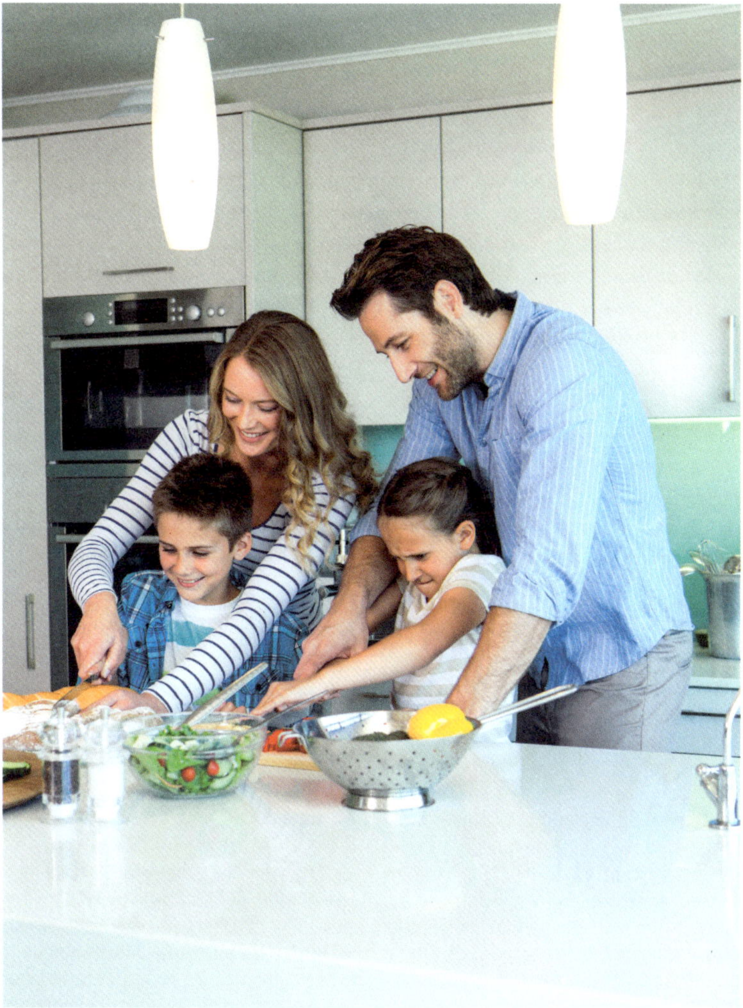

MÉLANGES, DOSAGES ET MESURES

Le bicarbonate a de nombreux usages et peut s'employer sous plusieurs formes : en poudre, en solution ou en pâte plus ou moins liquide, tout dépend du résultat recherché. La pâte est plus abrasive et sert à récurer, la solution à laver. Pour renforcer ou modifier son action, on peut le mélanger à d'autres éléments comme le vinaigre d'alcool, le citron, la lessive, le savon, le liquide vaisselle, ou même le dentifrice.

BICARBONATE ET VINAIGRE : UN COUPLE PÉTILLANT !

Pour augmenter le pouvoir dégraissant du bicarbonate, on y ajoute souvent du vinaigre d'alcool (qu'on appelle aussi « blanc » ou « cristal »). En entrant en contact avec le vinaigre acide, la poudre se met à mousser et à pétiller, un peu comme quand on jette un cachet effervescent dans l'eau – le bicarbonate est d'ailleurs utilisé dans la préparation de ce type de comprimé. En fait, cette réaction correspond à un dégagement de bulles de CO_2. Mais, pas de panique ! Si vous vous contentez de mélanger quelques cuillerées à soupe ou même quelques tasses de bicarbonate et de vinaigre, vous ne risquez ni asphyxie ni explosion. Par ailleurs, cette réaction permet de décoller plus facilement les résidus graisseux et les débris alimentaires récalcitrants, ainsi que de dissoudre les dépôts de calcaire.

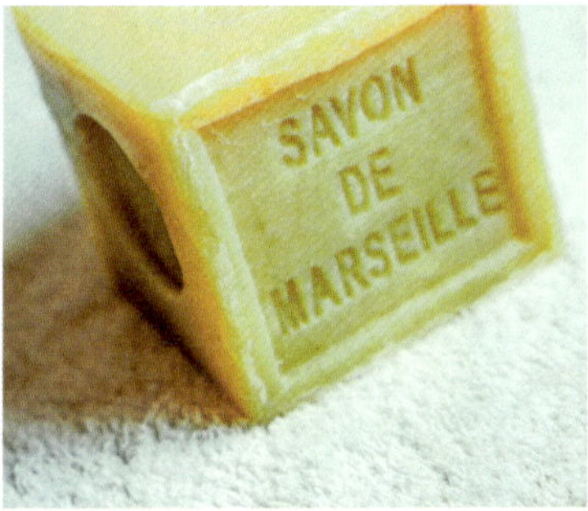

LES DOSAGES DES RECETTES DE CE LIVRE SONT CONSEILLÉS À TITRE INDICATIF

Rien ne vaut l'expérience et les tests personnels pour se faire sa propre opinion. Les indications peuvent varier selon les besoins.

Il n'arrivera rien de catastrophique si vous augmentez les quantités pour laver un carrelage ou récurer des casseroles.

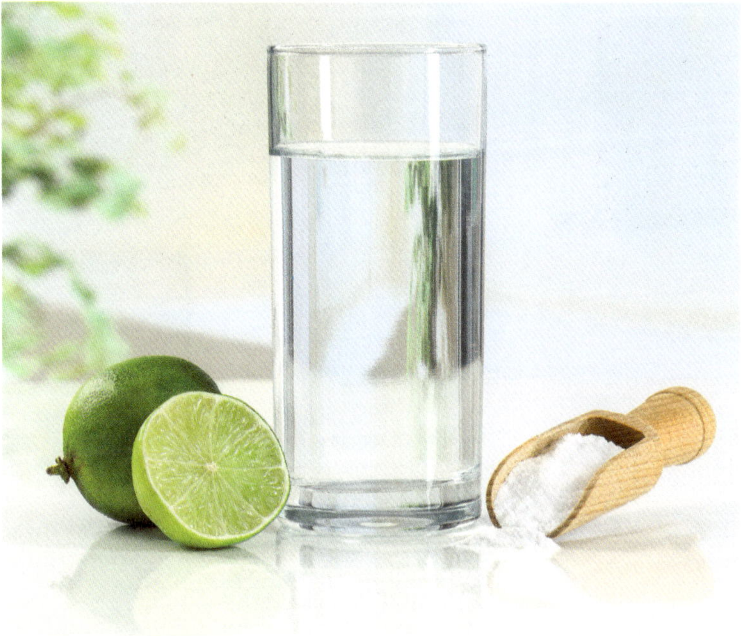

En revanche, quand vous voulez préparer un gâteau, vous faire un peeling, vous brosser les dents ou nettoyer une tache sur un tissu fragile, vous risquez quelques désagréments si vous ne respectez pas les proportions. Aussi, dans ces domaines, essayez de rester précis !

MATÉRIEL UTILE

Les instruments de mesure se trouvent dans toutes les cuisines : la cuillère à café ou à soupe rase, le verre à eau (environ 15 cl) et la tasse à café (10 cl), et c'est tout ce qu'il vous faudra !

Pour les contenants, il suffit de recycler des bidons ou boîtes propres, en enlevant au préalable toutes les étiquettes (pour éviter les confusions) et en y apposant vous-même votre étiquette pour identifier le nouveau contenu. Même si les préparations ne sont pas dangereuses, procédez toujours comme pour les produits ménagers industriels en les stockant hors de portée des enfants.

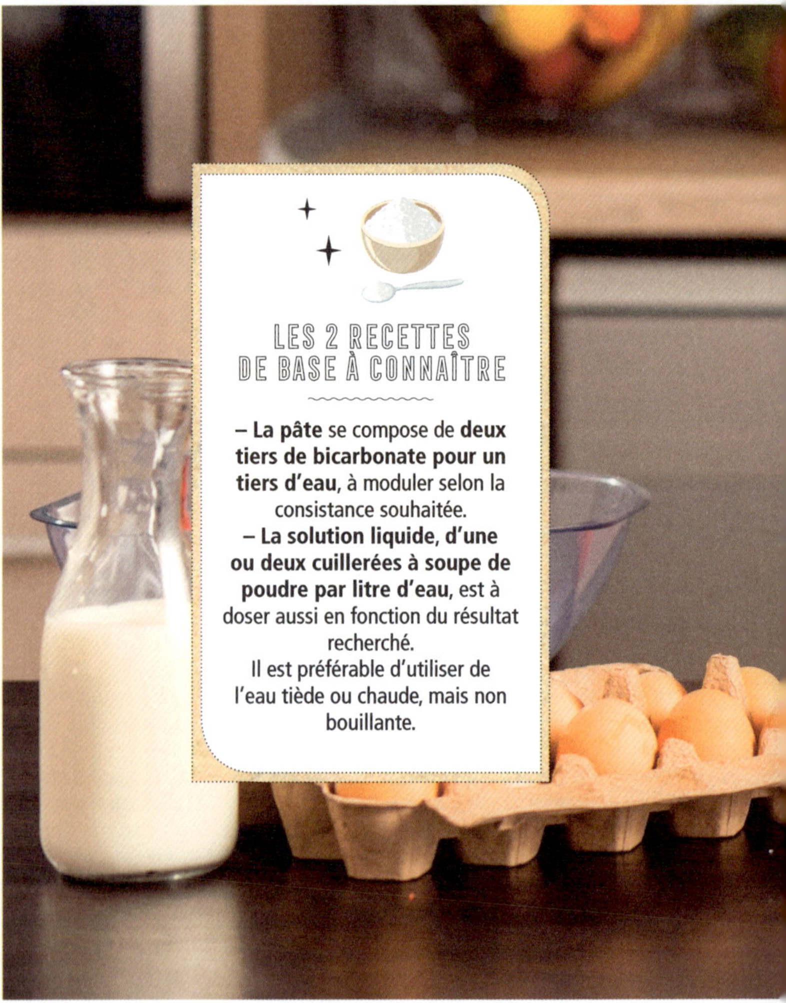

LES 2 RECETTES DE BASE À CONNAÎTRE

– **La pâte** se compose de **deux tiers de bicarbonate pour un tiers d'eau,** à moduler selon la consistance souhaitée.

– **La solution liquide, d'une ou deux cuillerées à soupe de poudre par litre d'eau,** est à doser aussi en fonction du résultat recherché.

Il est préférable d'utiliser de l'eau tiède ou chaude, mais non bouillante.

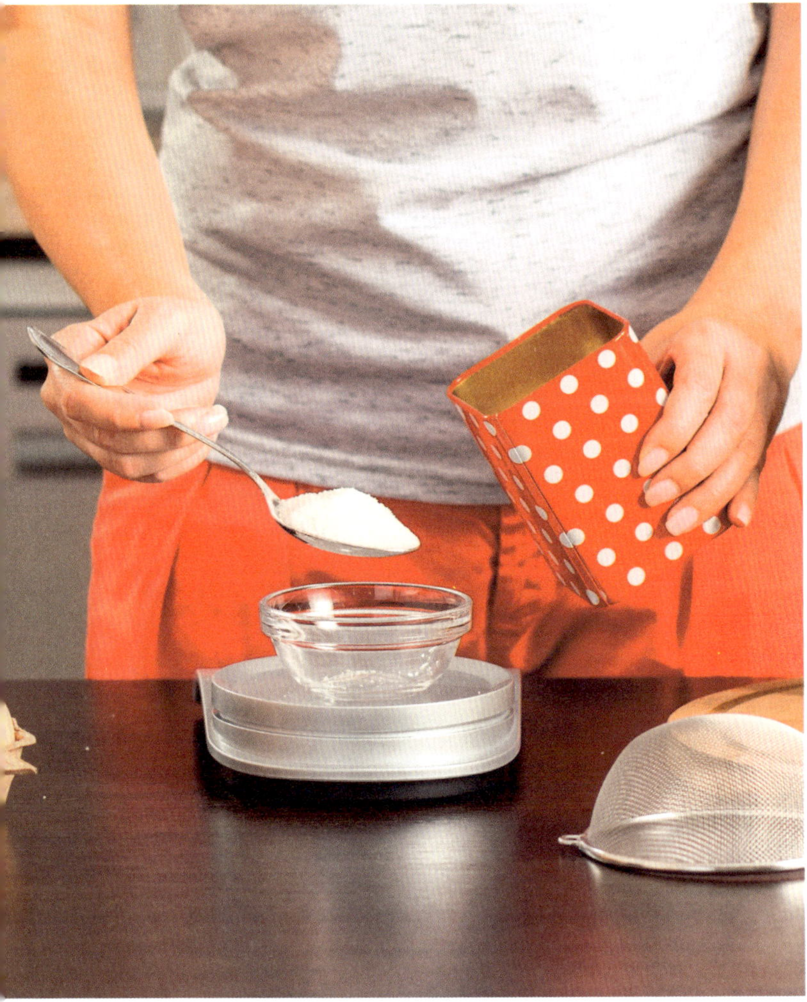

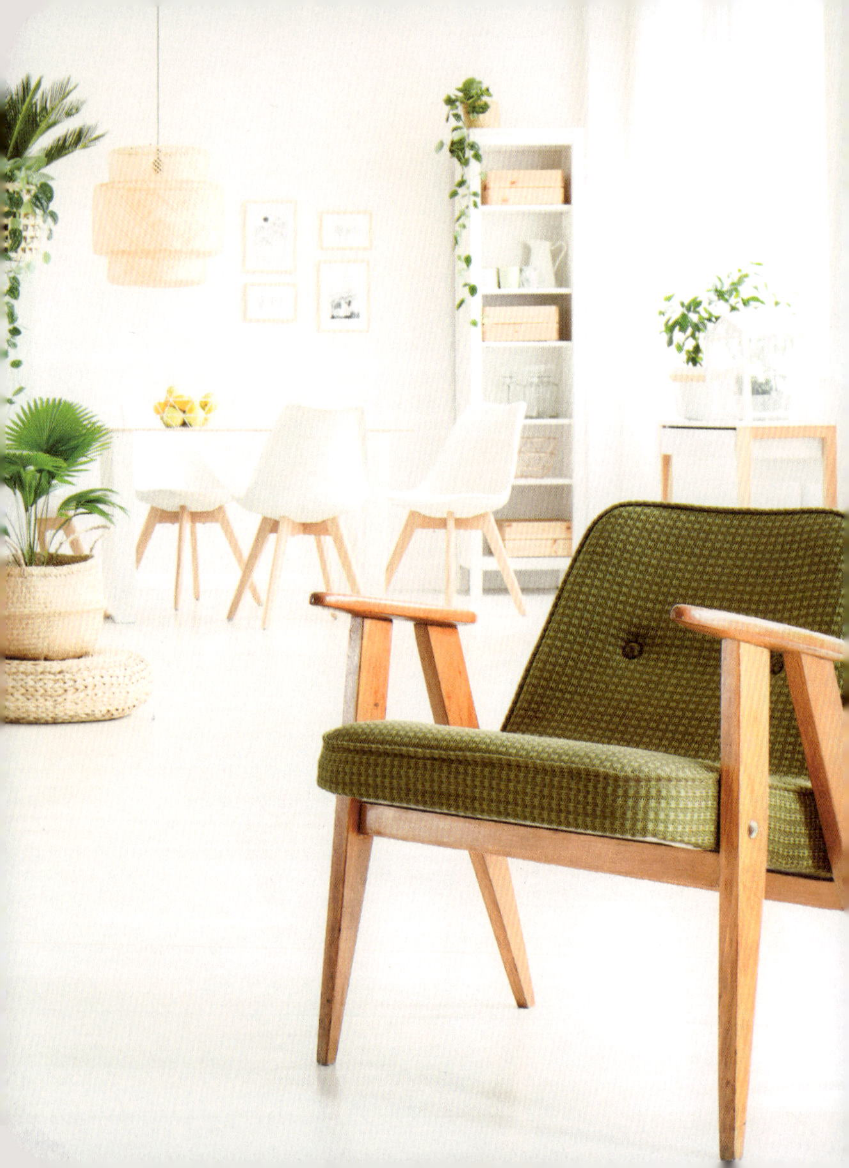

L'ENTRETIEN DE LA MAISON ET DU LINGE

UNE CUISINE RELUISANTE
DU SOL AU PLAFOND...

La cuisine est le lieu de la maison le plus exposé aux salissures de toutes sortes. Même si de plus en plus de détergents du commerce se prétendent « universels », il y en a peu qui nettoient à la fois l'Inox, le Formica, le mélaminé ou le carrelage. Le bicarbonate est de ceux-là !

POUR LES SOLS CARRELÉS, EN LINO OU STRATIFIÉ

INGRÉDIENTS : *bicarbonate, eau chaude, vinaigre d'alcool.*

Diluez 2 cuillerées à soupe de bicarbonate dans 1 litre d'eau chaude ou tiède. Augmentez les proportions en fonction de la surface à nettoyer. Passez la serpillière (microfibre, coton ou à franges) et rincez à l'eau tiède. Le rinçage n'est pas indispensable, mais il donne plus de brillant. Quand le sol est gras, on peut ajouter 1 cuillerée de vinaigre d'alcool. Autre avantage, et non des moindres, les petits enfants peuvent se traîner par terre sans risquer d'absorber des résidus toxiques de détergent.

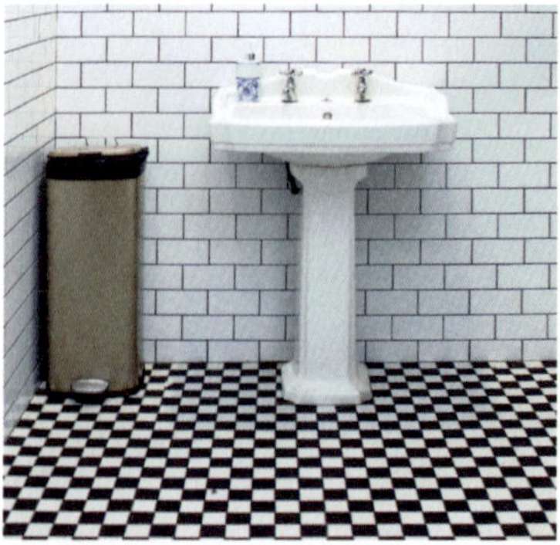

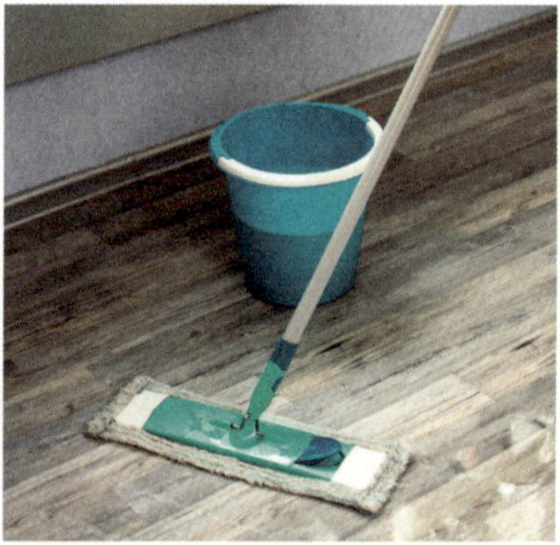

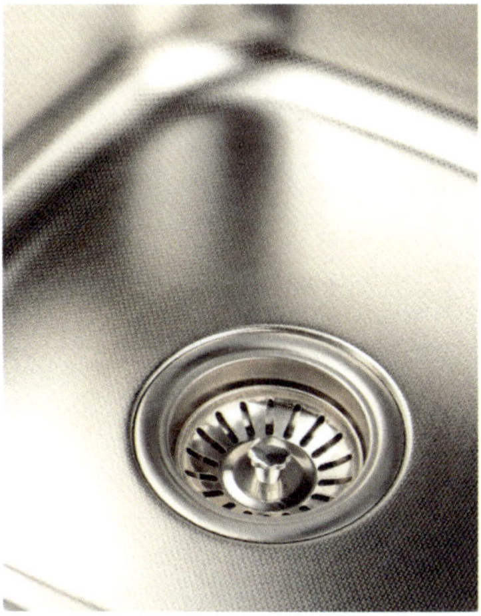

POUR LES MEUBLES DE CUISINE ET LE PLAN DE TRAVAIL

Passez une éponge imprégnée d'une solution de bicarbonate (1 cuillerée à soupe pour 1 litre d'eau chaude), rincez et essuyez. En cas de taches résistantes, insistez en rajoutant un peu de poudre de bicarbonate sur l'éponge. Si vos portes de meubles sont en bois naturel ou verni, essorez bien l'éponge. Le vinaigre blanc (1 cuillerée à soupe) aide à dégraisser, mais il est déconseillé de l'employer sur du bois fragile.

L'INOX

Les plans de travail et façades de meuble en Inox se nettoient avec cette même préparation. Frottez en mouvements circulaires, rincez et essuyez. Les propriétés légèrement abrasives du bicarbonate rendront tout son éclat au métal.

TABLES DE CUISSON ÉMAILLÉE ET PLAQUES ÉLECTRIQUES

Que les plaques soient grasses ou encrassées par des résidus de cuisson, saupoudrez du bicarbonate sur une éponge (non grattante) humidifiée à l'eau chaude et frottez dans le sens de la plaque. Si les dépôts sont recuits et incrustés, étalez le bicarbonate en pâte, laissez agir 15 minutes et rincez avec une éponge humide. Pour la table de cuisson et les brûleurs à gaz, rincez à l'eau vinaigrée.

PLAQUES EN VITROCÉRAMIQUE

Procédez de la même manière que précédemment. Pour les taches rebelles, faites tiédir la plaque, les graisses se décolleront plus facilement et pensez à utiliser un grattoir spécial vitrocéramique.

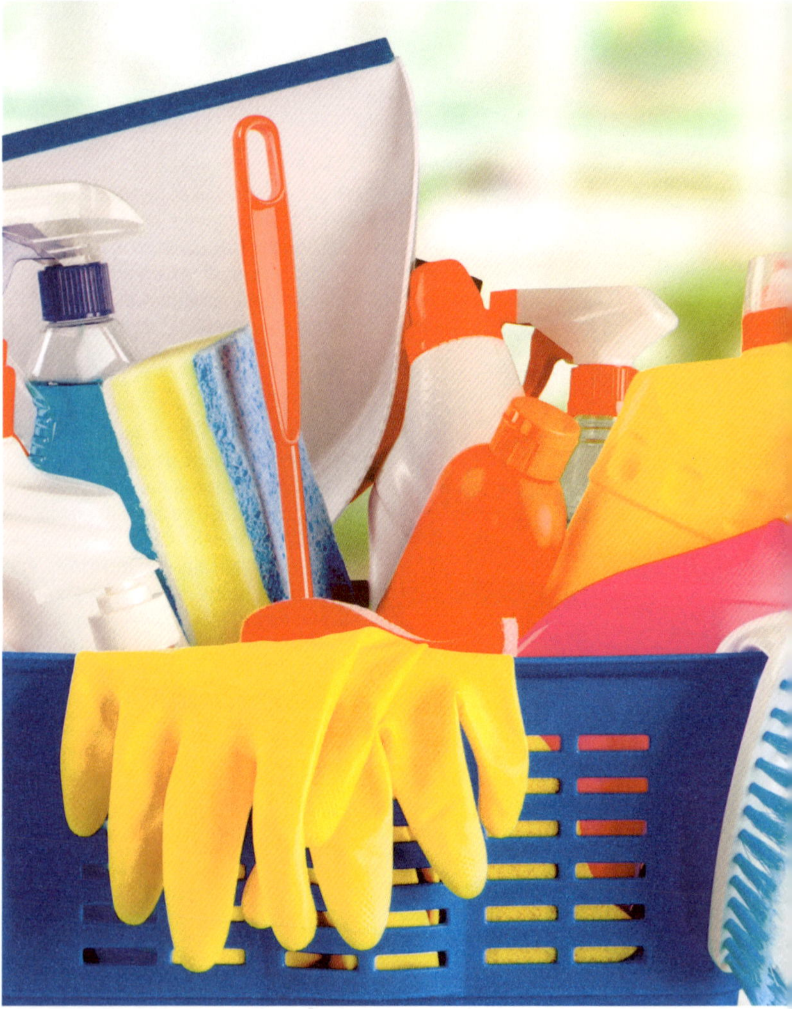

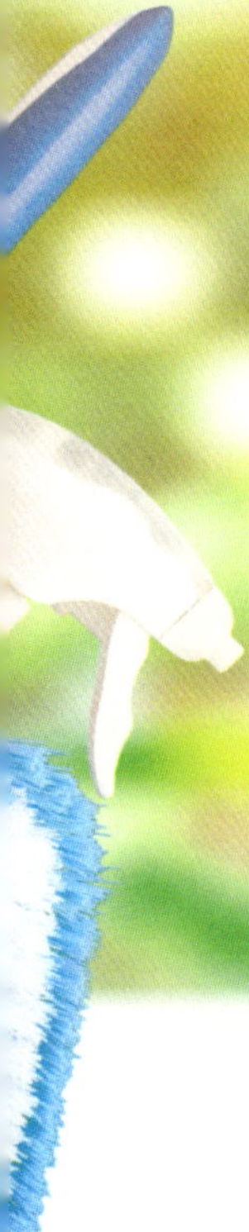

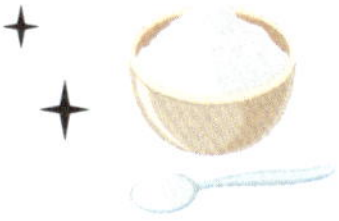

LE SUPER NETTOYANT À TOUT FAIRE

INGRÉDIENTS : *bicarbonate, vinaigre d'alcool, eau chaude, huile essentielle de pin ou de citron.*

Prenez un récipient en plastique de 2 litres, type bidon de lessive. Avec un entonnoir (c'est plus facile), versez 2 cuillerées à soupe de bicarbonate, 2 cuillerées à soupe de vinaigre d'alcool, ajoutez un peu d'eau chaude, attendez que l'effervescence se calme et remplissez le récipient. Secouez bien avant chaque usage. On peut rajouter 15 à 20 gouttes d'huile essentielle de pin ou de citron, pour leur parfum et leurs propriétés désinfectantes. Mais cet ingrédient coûte cher et n'est pas indispensable.

FAIRE LA VAISSELLE N'EST PLUS UNE CORVÉE !

Nous ne vous proposerons pas de remplacer votre liquide vaisselle (bio ou maison) par du bicarbonate, mais voici quelques trucs pour faciliter cette corvée si vous n'avez pas de lave-vaisselle, et même si vous en avez un ! En effet, cette poudre magique peut intervenir là où la machine à laver est impuissante.

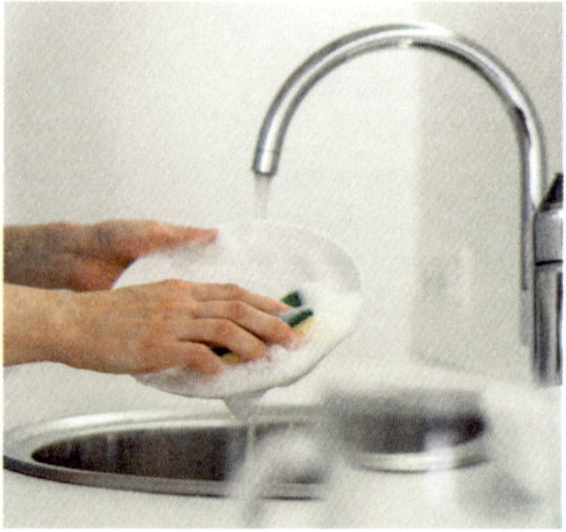

LE LIQUIDE VAISSELLE POUR TOUS LES JOURS

INGRÉDIENTS : *bicarbonate, cristaux de soude, savon noir, eau chaude.*

Prenez un bidon ou une bouteille de 500 ml et versez à l'aide d'un entonnoir 1 cuillerée à café de bicarbonate de soude, 1 cuillerée à soupe de cristaux de soude et 2 cuillerées à soupe de savon noir (ou de savon liquide ou en paillettes), complétez avec de l'eau chaude et mélangez bien. Secouez avant chaque usage. Vous aurez un liquide vaisselle efficace, économique et écologique.

BAIN RÉGÉNÉRANT POUR ÉPONGES FATIGUÉE

INGRÉDIENTS : *bicarbonate, eau chaude, vinaigre blanc*

Les éponges, grattantes ou non, s'usent et se salissent vite – même en les rinçant après chaque usage. Mettez à tremper quelques heures dans l'évier à demi rempli d'eau chaude, avec 3 cuillerées à soupe de bicarbonate et autant de vinaigre blanc. Éponges et brosses à laver seront propres et assainies et l'évier nettoyé. Quant aux tampons métalliques, déposez-les dans un récipient plein de poudre après chaque usage.

LAVER MIEUX

Plus une eau est dure et moins le liquide vaisselle est efficace. Comment le savoir ? Si le savon mousse peu et si les casseroles et bouilloires se couvrent d'un dépôt calcaire, c'est que l'eau est dure. Le bicarbonate adoucit l'eau – ce qui augmente le pouvoir lavant du détergent – en même temps qu'il s'attaque aux graisses. Si vous faites la vaisselle à la main, diluez 1 cuillerée à soupe de bicarbonate dans l'évier et lavez avec votre produit habituel. Film gras et résidus alimentaires s'élimineront plus facilement.

DÉGRAISSER

Pour nettoyer des bouteilles en verre ou en plastique ayant contenu de l'huile, introduisez un peu de bicarbonate, ajoutez de l'eau chaude, agitez bien, lavez avec du liquide vaisselle et rincez.

DÉCAPER ET FAIRE BRILLER

Certains verres résistent mal au lave-vaisselle et deviennent opaques. Grâce au pouvoir légèrement abrasif du bicarbonate, on peut leur rendre leur transparence (s'ils ne sont pas trop abîmés). Frottez l'intérieur et l'extérieur avec une éponge humide imprégnée de poudre. Utilisez cette même méthode pour faire briller les casseroles en Inox et en émail, rincez puis essuyez.

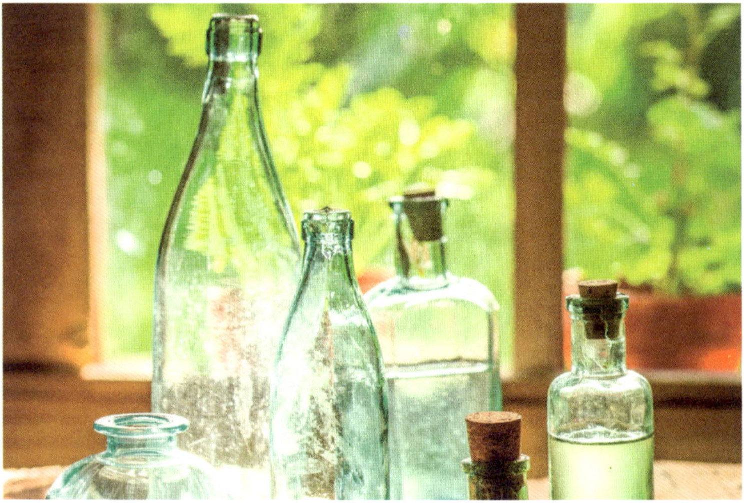

CASSEROLES, PLATS ET COCOTTES PARFAITEMENT RÉCURÉS

Ces recettes sont pour les étourdis qui font cuire trop vite ou oublient les casseroles sur le feu. Comment décoller une couche de pâtes carbonisées ? Les solutions existent, mais elles exigent toujours trempage, grattage… et souvent huile de coude. Le bicarbonate ne vous évitera pas la phase trempage, mais il facilitera nettement le nettoyage. Et vous n'abîmerez pas le fond de vos récipients !

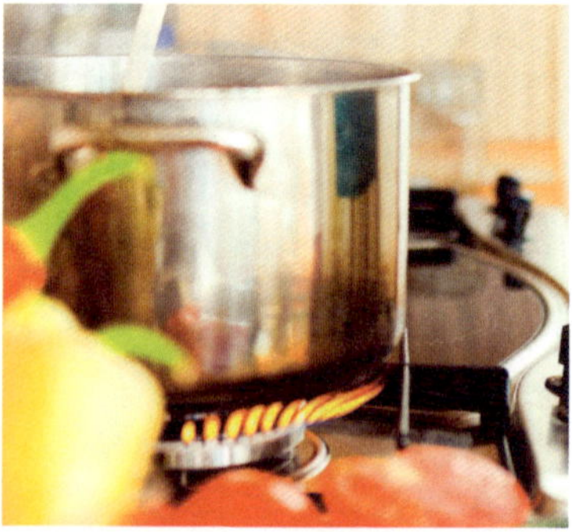

SUR UNE ÉPAISSE COUCHE BRÛLÉE

Versez 3 ou 4 cm d'eau très chaude dans le fond du récipient, 1/2 verre de bicarbonate et 2 cuillerées à soupe de vinaigre blanc. Au contact du vinaigre, le bicarbonate produit des bulles qui vont aider à décoller les résidus. Laissez agir plusieurs heures ou mieux, toute une nuit. Le lendemain, le dépôt partira facilement avec une spatule ou un grattoir en plastique.

POUR LES TRACES DE BRÛLÉ RÉCALCITRANTES

Frottez avec de la pâte de bicarbonate ou une éponge humide imprégnée de poudre. Utilisez la même recette pour nettoyer le « cul » des casseroles et des poêles, sali par la cuisson.

POUR LES POÊLES À REVÊTEMENT ANTIADHÉSIF

Si des aliments ont « attaché » – cela arrive –, évitez l'éponge grattante dont les effets sont dramatiques pour le revêtement. Remplissez la poêle encore chaude d'eau tiède et diluez 1 cuillerée à soupe de bicarbonate. Laissez agir quelques minutes, passez l'éponge et rincez. Votre poêle est propre et, en plus, le revêtement durera plus longtemps.

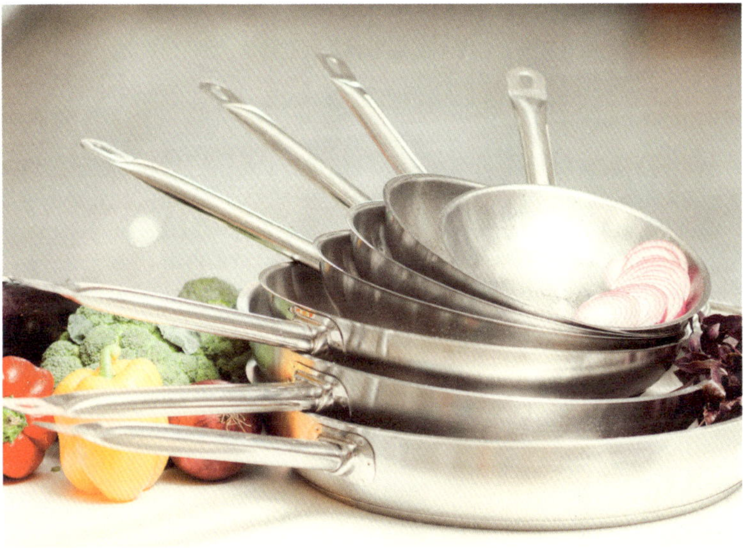

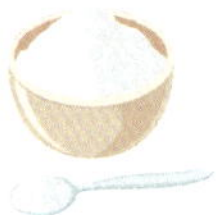

LE BICARBONATE ENNEMI DE L'ALUMINIUM

Ces deux-là ne font pas bon ménage. On prétend que le bicarbonate attaque la surface de ce métal. Les avis sont partagés, mais, dans le doute, abstenez-vous.

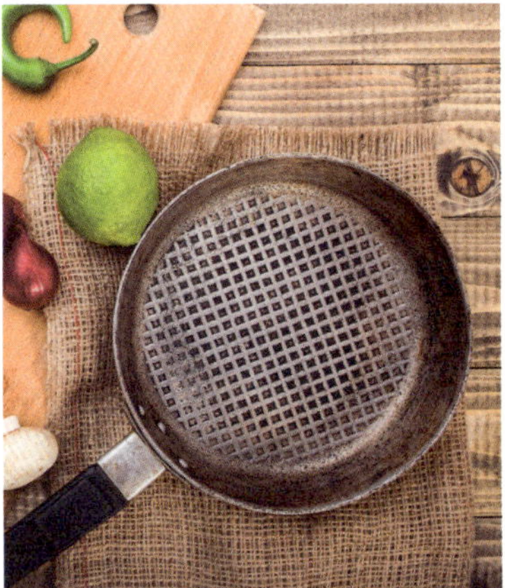

IMPECCABLES, LES USTENSILES DE CUISINE

Le plastique culinaire a beaucoup d'avantages et quelques inconvénients. Il conserve les odeurs et on a bien du mal à le nettoyer quand il a été en contact avec des aliments gras. Les boîtes en plastique qui ont servi à conserver des sardines à l'huile ou certains fromages au parfum puissant sont un cauchemar – sauf pour les possesseurs de lave-vaisselle. Optez plutôt pour des contenants en verre, les bouteilles en plastique qui ont contenu de l'huile ou du vin qui a laissé des dépôts ne sont pas moins difficiles à récupérer !

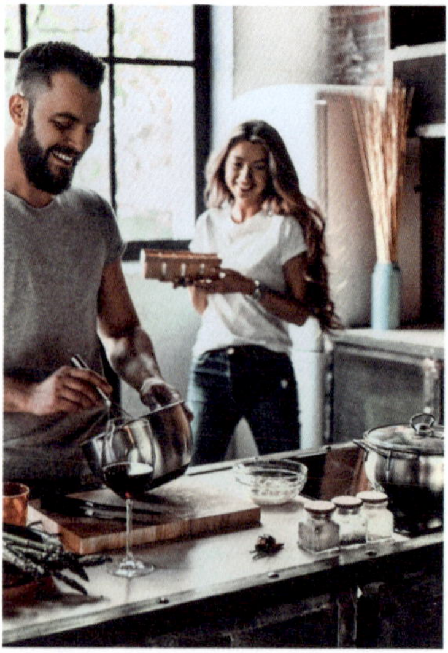

POUR LES BOUTEILLES

INGRÉDIENTS : *bicarbonate, vinaigre d'alcool, eau chaude.*

Versez avec un entonnoir 2 cuillerées à soupe de poudre, autant de vinaigre d'alcool et remplissez la bouteille aux trois quarts d'eau chaude (mais pas bouillante). Secouez bien le mélange en maintenant votre main sur l'ouverture. Évitez de fermer hermétiquement la bouteille lors de cette opération, car le mélange vinaigre bicarbonate est aussi pétillant que du champagne ! Laissez agir quelques minutes, secouez à nouveau et rincez à l'eau très chaude. Vos bouteilles seront comme neuves.

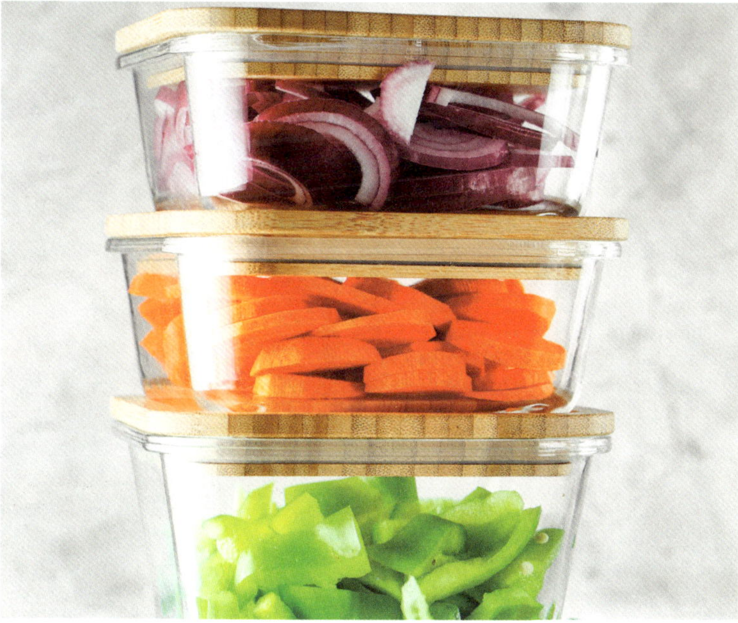

USTENSILES ET BOÎTES

INGRÉDIENTS : *bicarbonate, liquide vaisselle, eau chaude.*

Laissez-les tremper dans l'évier avec 4 cuillerées à soupe de bicarbonate et 1 cuillerée à café de liquide vaisselle pour 1 litre d'eau chaude, ou remplissez-les d'eau chaude avec 1 ou 2 cuillerées à café de bicarbonate et un peu de liquide vaisselle. Frottez avec une éponge, rincez à l'eau chaude et laissez sécher.

BICARBONATE CONTRE HUILE

Quand on renverse de l'huile sur du carrelage ou un plan de travail, c'est une catastrophe. Rien n'en vient à bout ! Il suffit pourtant de saupoudrer la flaque de bicarbonate. La poudre absorbe le gras et il ne reste plus qu'à ramasser les boulettes et rincer à l'eau chaude vinaigrée. La farine peut jouer le même rôle ; on s'en sert d'ailleurs pour se débarrasser du reste d'huile après avoir vidé une friteuse.

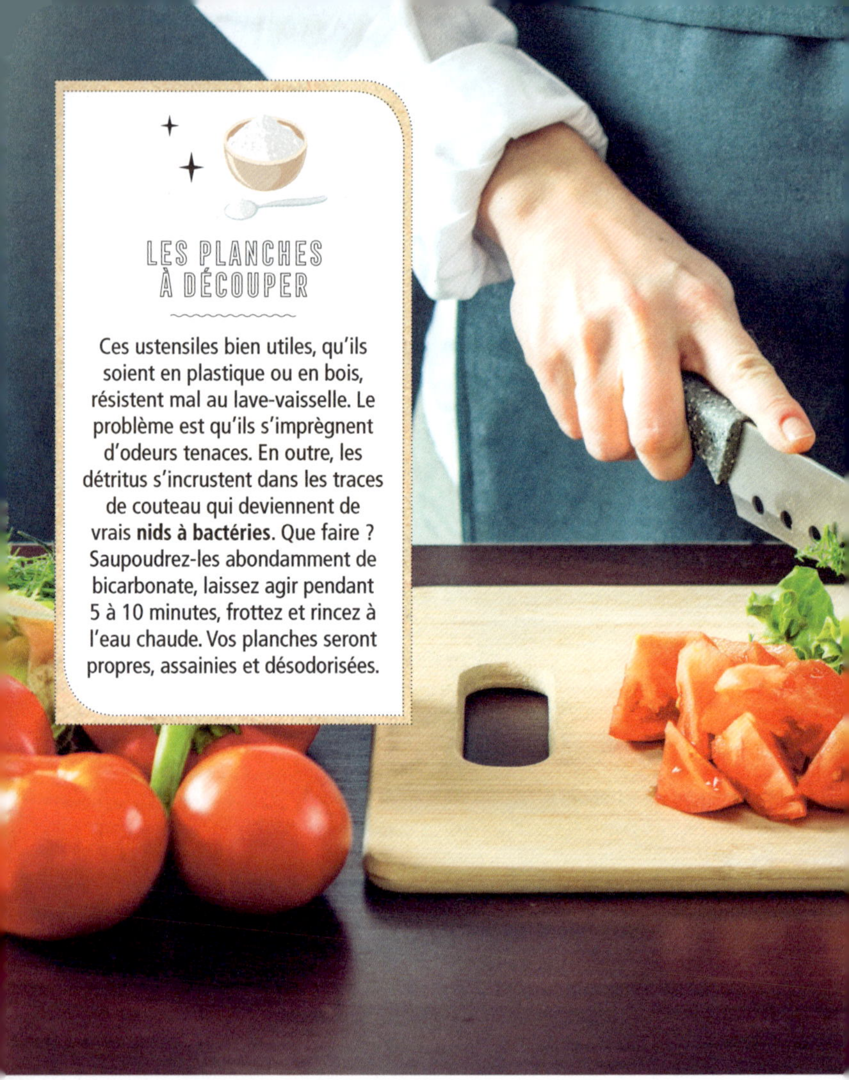

LES PLANCHES À DÉCOUPER

Ces ustensiles bien utiles, qu'ils soient en plastique ou en bois, résistent mal au lave-vaisselle. Le problème est qu'ils s'imprègnent d'odeurs tenaces. En outre, les détritus s'incrustent dans les traces de couteau qui deviennent de vrais **nids à bactéries**. Que faire ? Saupoudrez-les abondamment de bicarbonate, laissez agir pendant 5 à 10 minutes, frottez et rincez à l'eau chaude. Vos planches seront propres, assainies et désodorisées.

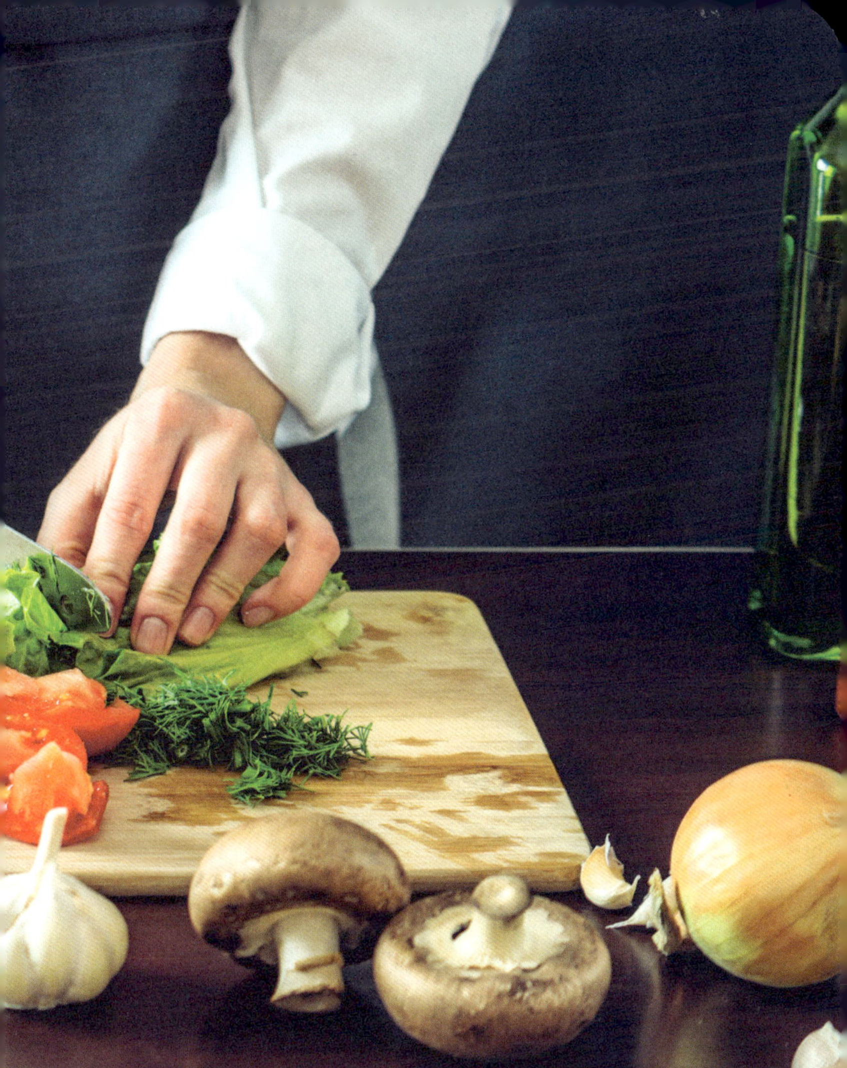

UN FOUR PROPRE, C'EST POSSIBLE !

On ne nettoie pas tous les jours le four, qu'il soit électrique ou à gaz, mais c'est une corvée dont on se passerait volontiers ! D'autant que les produits du commerce sont extrêmement nocifs. Même en les rinçant bien, il peut rester des particules qui risquent de se déposer sur la nourriture quand on réutilise le four. Pourquoi le bicarbonate peut-il remplacer les décapants chimiques ? Tout simplement parce qu'il est légèrement abrasif et qu'il neutralise les graisses. S'il ne supprime pas la corvée du nettoyage, il la rend moins toxique.

FORMULE FOUR ENCRASSÉ

INGRÉDIENTS : *bicarbonate, cristaux de soude, eau tiède.*

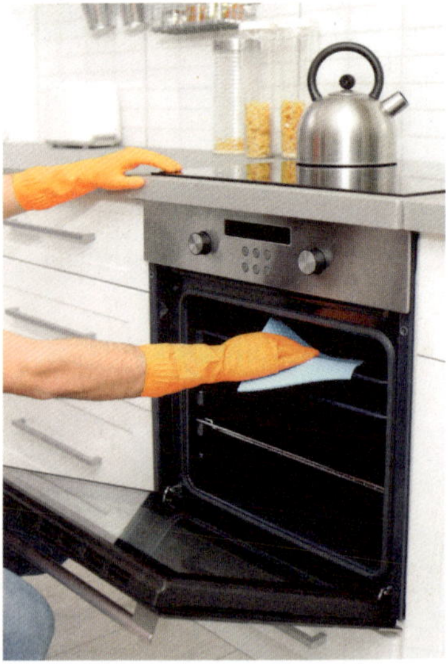

Préparez une solution très concentrée à base de bicarbonate et de cristaux de soude (l'autre nom du carbonate de sodium) : 1 tasse de bicarbonate et 4 cuillerées à soupe de cristaux de soude dilués dans 50 cl d'eau tiède. Le but étant d'obtenir un liquide très épais ou une pâte un peu liquide. Les cristaux de soude renforcent le pouvoir dégraissant du bicarbonate. Avec une éponge, imprégnez bien les parois et la porte du four, froid ou tiédi, et laissez agir toute une nuit. Le lendemain, nettoyez à l'eau chaude. Si les résidus sont trop épais ou résistants, utilisez une raclette en plastique, qui ne rayera pas le revêtement. Pour les taches récalcitrantes, frottez avec une éponge humide saupoudrée de bicarbonate pur. Finissez par un rinçage à l'eau tiède vinaigrée et essuyez.

POUR LE FOUR À MICRO-ONDES AUSSI

Cet appareil n'est pas à l'abri des projections de graisse et autres éclaboussures. On peut évidemment utiliser un nettoyant ménager traditionnel, mais ces produits sont souvent parfumés et, là encore, des émanations résiduelles peuvent imprégner votre tasse de thé ou le chocolat des enfants.

Quand l'intérieur est simplement gras, la solution est simple : placez un bol d'eau additionnée de 3 cuillerées à café de bicarbonate et laissez bouillir 3 à 5 minutes. Essuyez les parois et le tour est joué.

Si les résidus sont plus épais, diluez 1 ou 2 cuillerées à café de bicarbonate dans un bol d'eau tiède, nettoyez avec une éponge et rincez.

Quand la saleté est vraiment incrustée, imprégnez d'une pâte un peu liquide et laissez poser une heure avant de rincer.

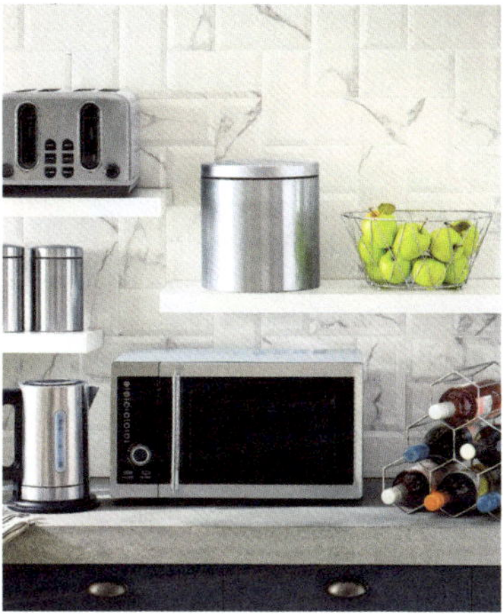

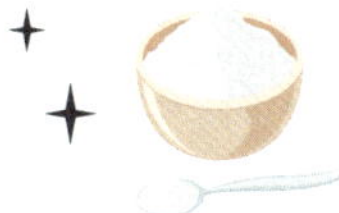

DES ODEURS EN MOINS

Le bicarbonate a le double avantage de **neutraliser les graisses et les odeurs**. Si vous trouvez que le micro-ondes (ou le four) sent le poisson ou le ragoût, déposez simplement, entre deux utilisations, une coupelle pleine de poudre et les odeurs seront absorbées. N'oubliez pas de la retirer avant de vous servir du four !

COUP DE FRAIS
SUR LES APPAREILS MÉNAGERS

Les appareils ménagers, du type réfrigérateur, machines à laver le linge ou la vaisselle, se salissent à l'extérieur comme à l'intérieur. C'est plus flagrant pour le réfrigérateur qui conserve les aliments (et leurs odeurs), mais c'est aussi vrai pour le lave-vaisselle, si on ne le fait pas fonctionner après chaque repas. En outre, le tartre encrasse souvent lave-vaisselle et lave-linge. Avec le bicarbonate, on peut donc remplacer plusieurs produits ménagers polluants : tout bénéfice pour votre porte-monnaie et votre santé !

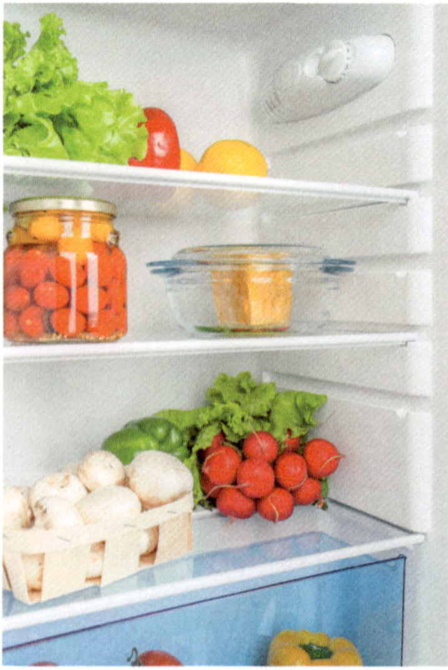

RÉFRIGÉRATEUR ET CONGÉLATEUR

INGRÉDIENTS : *bicarbonate, eau tiède, vinaigre blanc.*

Pour la carrosserie en tôle émaillée, rien ne vaut une éponge trempée dans de l'eau chaude ou tiède additionnée d'une cuillerée à soupe de bicarbonate. Rincez et essuyez avec un chiffon microfibre. Si vous voulez plus de brillant et une meilleure protection, rincez à l'eau tiède vinaigrée (1 cuillerée à soupe de vinaigre blanc par litre d'eau). À l'intérieur, l'éponge trempée dans la même solution, et bien essorée, nettoie et désodorise parfaitement.

Utilisez la même recette pour le joint rainuré en caoutchouc autour de la porte, ou appliquez de la pâte, laissez

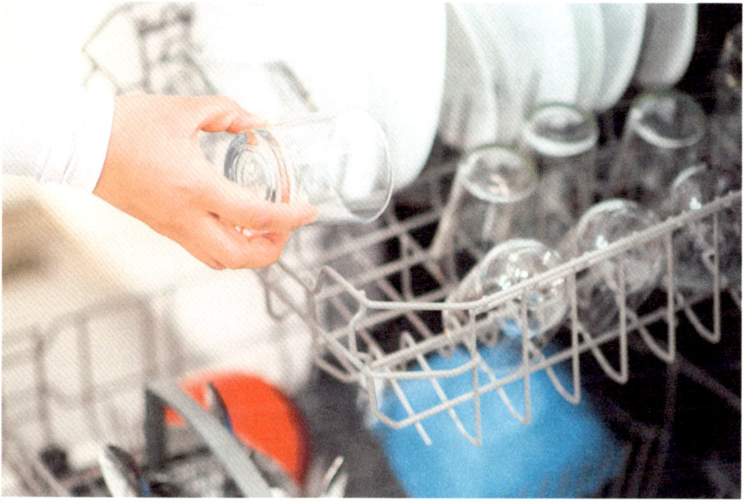

agir quelques minutes, frottez avec une brosse à dents puis rincez. Le caoutchouc est propre et le bicarbonate empêchera le développement des moisissures.

LAVE-VAISSELLE ET LAVE-LINGE

Pour l'extérieur, carrosserie et caoutchoucs, appliquez toujours la même recette que précédemment. Pour l'intérieur, les lavages successifs devraient suffire, mais ce n'est pas toujours le cas. Le tartre encrasse les machines et les résidus gras bouchent parfois les arrivées d'eau dans le bras tournant du lave-vaisselle. Pour remédier à ces inconvénients, effectuez une fois par mois un rinçage à vide en versant 1/2 verre de bicarbonate dans le tambour du lave-linge ou dans la cuve du lave-vaisselle.

DÉSODORISER

Dans le réfrigérateur, les désodorisants chimiques ou la technique du citron coupé en deux sont peu efficaces. Placez plutôt une coupelle remplie de poudre sur une étagère du réfrigérateur et vous serez débarrassé des relents de poisson, melon et autres fragrances persistantes ! Remplacez-la dès que l'effet disparaît.

Le lave-vaisselle peut sentir mauvais s'il ne fonctionne pas tous les jours. On évitera ce désagrément en saupoudrant 3 ou 4 cuillerées à soupe de bicarbonate dans la cuve. On peut appliquer cette recette au linge en attente dans le tambour de la machine.

DES ÉVIERS ET ROBINETS RESPLENDISSANTS

Avec le temps, les surfaces de ces zones très utilisées se ternissent et vieillissent mal, surtout avec les produits ménagers chimiques, très abrasifs. Optez pour des produits plus doux et plus respectueux des surfaces modernes.

POUR L'ÉVIER

Le bicarbonate est idéal pour nettoyer l'évier, qu'il soit en Inox, en porcelaine, en pierre ou matière synthétique. Il a l'avantage de neutraliser les graisses et d'éliminer le calcaire. À la différence des détergents du commerce, il ne laisse aucun résidu risquant de contaminer les légumes que vous rincez dans le bac.

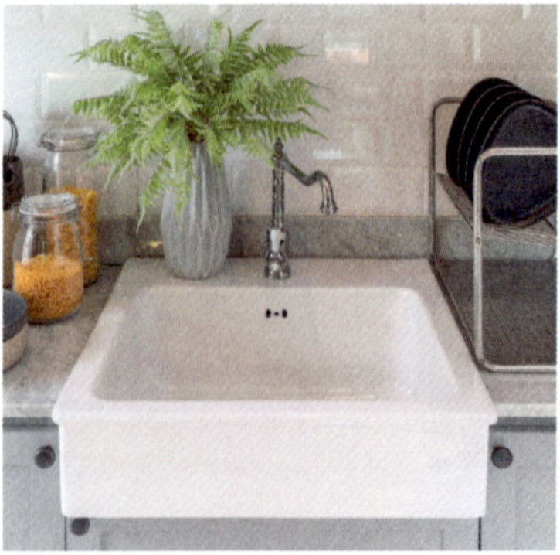

Saupoudrez une éponge humide avec plus ou moins de bicarbonate selon le degré de salissure, frottez et rincez à l'eau chaude. Essuyez l'Inox pour éviter les traces de calcaire. On peut aussi remplir l'évier d'eau tiède ou chaude, diluer 2 cuillerées à soupe de bicarbonate, frotter avec une éponge et rincer avec de l'eau vinaigrée.

POUR LES ROBINETS

Passez une éponge imbibée d'eau et de bicarbonate, rincez et essuyez. Pour les dépôts de tartre autour du pied des robinets, étalez une pâte à base de bicarbonate (2/3 de poudre, 1/3 de vinaigre blanc). Laissez agir, frottez avec une brosse à dents et rincez.

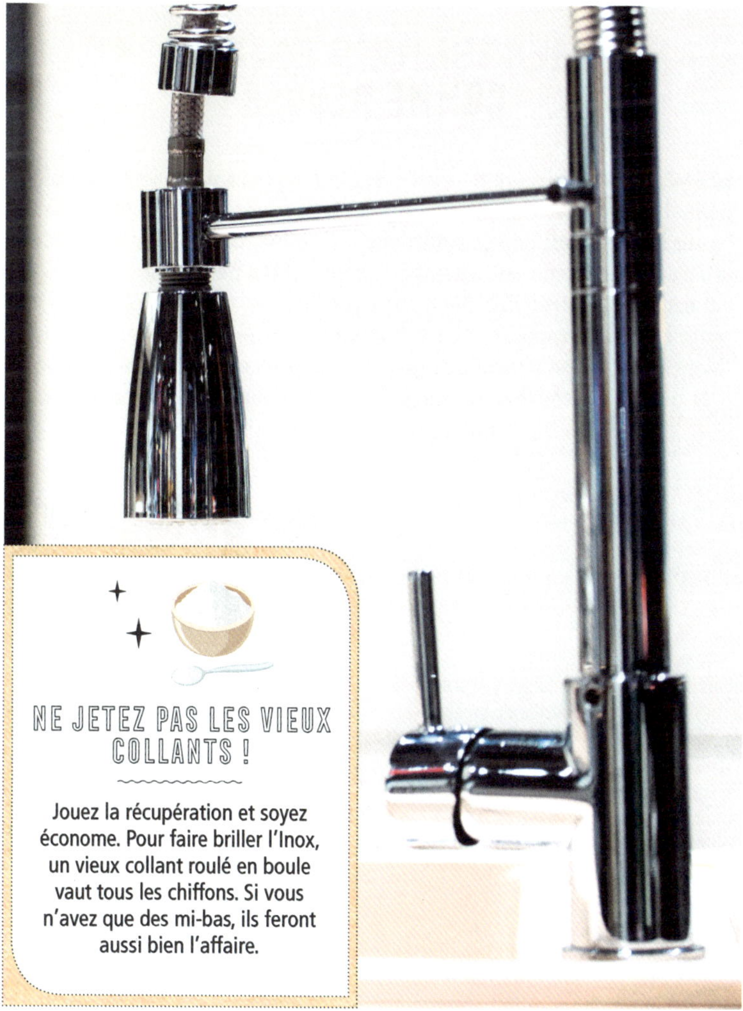

NE JETEZ PAS LES VIEUX COLLANTS !

Jouez la récupération et soyez économe. Pour faire briller l'Inox, un vieux collant roulé en boule vaut tous les chiffons. Si vous n'avez que des mi-bas, ils feront aussi bien l'affaire.

HUISSERIES EN PVC COMME NEUVES

Le PVC, ou polychlorure de vinyle, est une matière à laquelle on a bien du mal à échapper aujourd'hui. Il remplace souvent le bois ou le métal pour les fenêtres, portes extérieures ou volets de nos logements. Ce matériau résiste bien aux intempéries, mais il n'a pas que des avantages. Il est, entre autres, difficile à nettoyer. Fumées, graisses, poussières sont autant de facteurs d'encrassement pour des huisseries, souvent blanches. Comme il n'est pas question de passer un coup de peinture et que les nettoyants du commerce sont souvent peu efficaces, les huisseries restent sales.

NETTOYANT HUISSERIES

INGRÉDIENTS : *bicarbonate, vinaigre d'alcool, cristaux de soude, eau chaude.*

Si les surfaces sont vraiment encrassées : diluez 2 cuillerées à soupe de bicarbonate de soude, autant de vinaigre d'alcool et 1 cuillerée à soupe de cristaux de soude dans une bassine d'eau chaude (mais pas bouillante) de 4 ou 5 litres. Lavez avec une éponge, rincez et essuyez au chiffon microfibre.

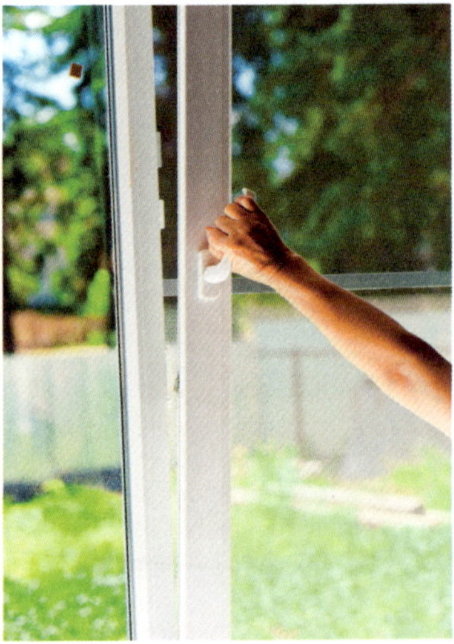

POUR L'ENTRETIEN RÉGULIER

Si vos encadrements de fenêtres ont seulement besoin d'un nettoyage d'entretien, mélangez 2 cuillerées à soupe de

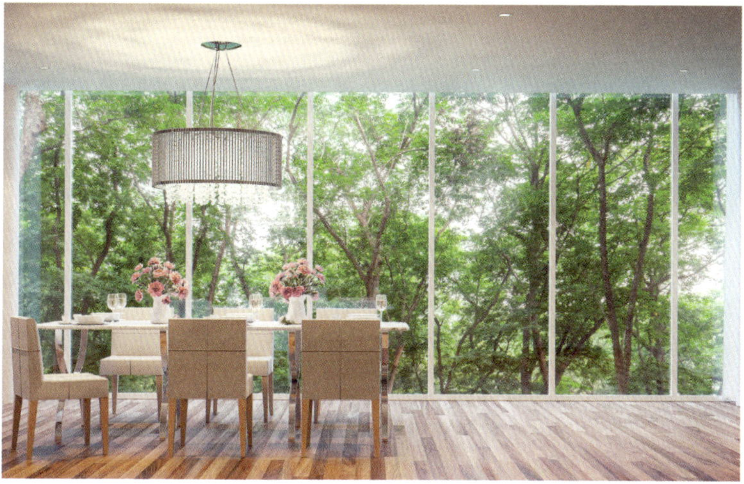

bicarbonate et autant de vinaigre d'alcool dans une bassine d'eau chaude. Lavez à l'éponge, rincez et essuyez comme précédemment.

N'oubliez pas de nettoyer aussi les rainures de drainage, généralement situées sur la traverse basse des fenêtres. Quand les trous d'évacuation sont bouchés, l'eau stagne, ce qui peut nuire au bon fonctionnement de l'ensemble.

POUR LES AUTRES MATÉRIAUX

Les cadres de fenêtre en acier inoxydable s'accommodent fort bien d'un nettoyage au bicarbonate. En revanche, ce type de traitement est tout à fait déconseillé pour les huisseries en aluminium.

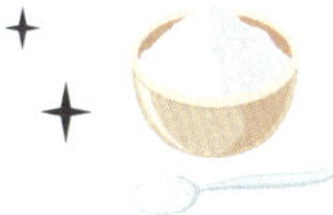

À ÉVITER

Le nettoyage à sec avec des produits abrasifs qui rayent la surface du PVC. La poussière et la crasse s'incrustent dans les rayures et deviennent alors beaucoup plus difficiles à éliminer. Est à prohiber aussi l'utilisation d'essence ou de solvants qui endommagent le matériau et le fragilisent.

BRILLANTE, L'ARGENTERIE DE GRAND-MAMAN !

Le bicarbonate est légèrement abrasif, ce qui est aussi le cas de bon nombre de produits servant à nettoyer l'argent et d'autres métaux. On peut d'ailleurs l'utiliser pour faire briller l'Inox de l'évier ou des casseroles. Qu'on le saupoudre sur la surface à décaper ou qu'on prépare une pâte, il faut toujours frotter. Mais il existe un autre moyen, plus simple, qui s'apparente à l'électrolyse. Le bicarbonate active une réaction entre deux métaux, l'argent et l'aluminium, l'oxyde déposé sur l'argent est attiré par l'aluminium. Ce procédé dispense de tout effort (ou presque) et les objets retrouvent leur éclat.

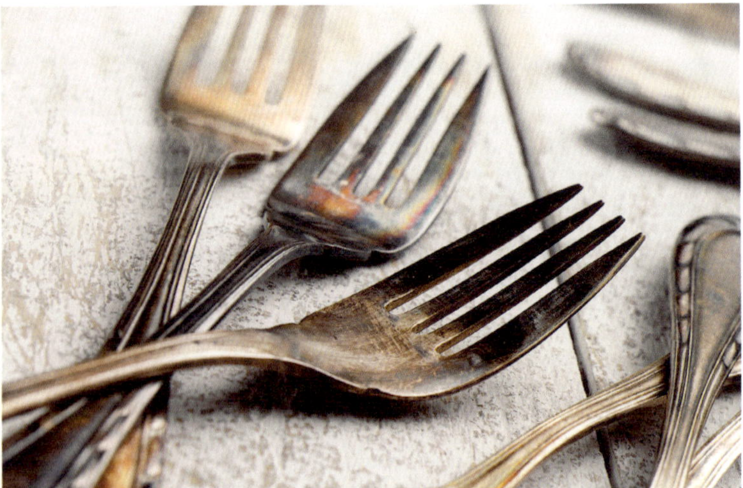

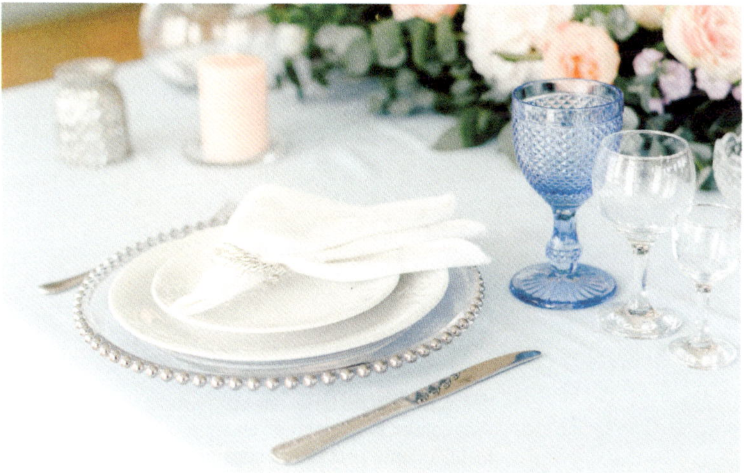

RECETTE MIRACLE

INGRÉDIENTS : *bicarbonate, gros sel, feuille de papier aluminium.*

Tapissez l'intérieur d'une casserole, ou d'une bassine en plastique, de papier d'aluminium. Remplissez le récipient d'eau très chaude (mais pas bouillante), diluez 3 cuillerées à soupe de bicarbonate et 1 cuillerée de gros sel (pour 1,5 litre d'eau) et laissez tremper le ou les objets pendant une heure. Ne mettez pas trop de pièces à la fois : pour obtenir un bon résultat, il est préférable qu'elles ne se touchent pas. Si vous trouvez que l'effet n'est pas satisfaisant – ce qui arrive quand les objets sont très oxydés – après les avoir sortis, polissez-les avec une pâte composée d'eau, de bicarbonate et de sel fin. L'oxydation disparaît alors très facilement. Rincez et faites briller avec un chiffon doux.

Pour les bijoux ciselés et les objets anciens, effectuez un essai préalable sur une petite surface, car le résultat est parfois un peu trop brillant.

PÂTE ET HUILE DE COUDE

Une autre méthode, plus traditionnelle, consiste à saupoudrer le bicarbonate sur une éponge humide, frotter doucement et rincer. Pour les objets ciselés, utilisez une brosse à dents et de la pâte de bicarbonate. Rincez, séchez et faites briller avec un chiffon doux. Ce procédé convient aussi pour le cuivre, le chrome et, bien sûr, l'Inox.

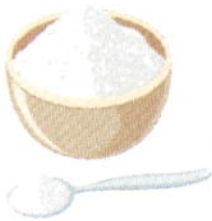

ATTENTION FRAGILE !

Ne frottez jamais les objets ou les couverts en argent ou en métal argenté avec une **éponge abrasive**, vous risquez de rayer définitivement la surface. Enfin, ne nettoyez pas trop souvent les objets plaqués, à la longue, vous allez user la couche superficielle qui finira par disparaître en laissant le métal du dessous à nu.

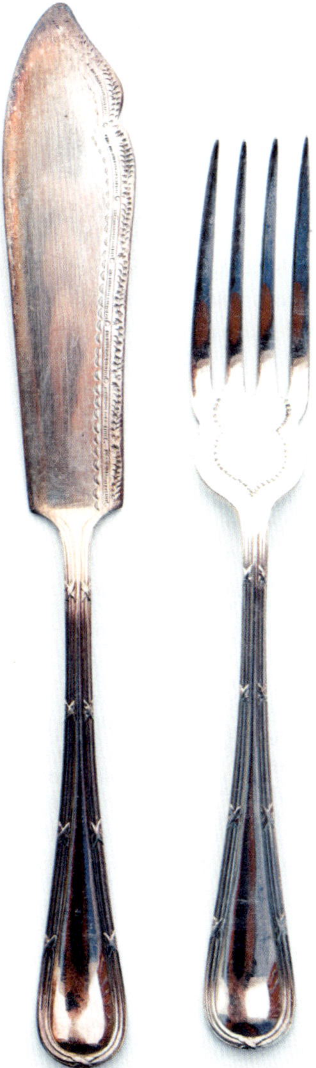

VITRES IMPECCABLES

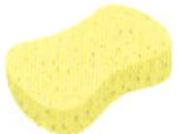

Dans ce domaine, le bicarbonate entre en concurrence directe avec le vinaigre d'alcool. Plutôt que de les opposer, conjuguons leurs forces : le vinaigre protège et fait briller, le bicarbonate dégraisse. Avec ces deux-là, le résultat est éblouissant et laver les vitres devient (presque) un plaisir.

NETTOYANT VITRES COMME LES PROS

INGRÉDIENTS : *bicarbonate, vinaigre d'alcool, eau chaude.*

Diluez 1 verre de vinaigre d'alcool et 2 ou 3 cuillerées à soupe de bicarbonate dans 2 litres d'eau chaude. Frottez les carreaux avec une éponge bien imbibée, ce mélange effervescent permet de décoller les saletés et de dissoudre les graisses sans effort. Utilisez une raclette en caoutchouc pour éliminer l'excédent d'eau sur les vitres et finissez avec un tampon de papier journal froissé.

Sur les miroirs (que vous mouillerez moins), essuyez simplement avec un chiffon microfibre. Le résultat est impeccable. Après avoir essayé, vous renoncerez à vos produits habituels, ce qui débarrassera vos placards et soulagera votre porte-monnaie !

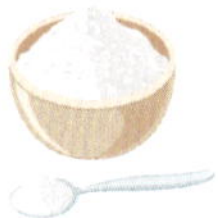

ÇA MARCHE AUSSI POUR LA VOITURE

N'hésitez pas à appliquer cette recette au **pare-brise** et aux **phares** de la voiture. Les insectes écrasés n'y résistent pas et le vinaigre protège durablement les surfaces. Essuyez avec une peau de chamois ou une lingette microfibre.

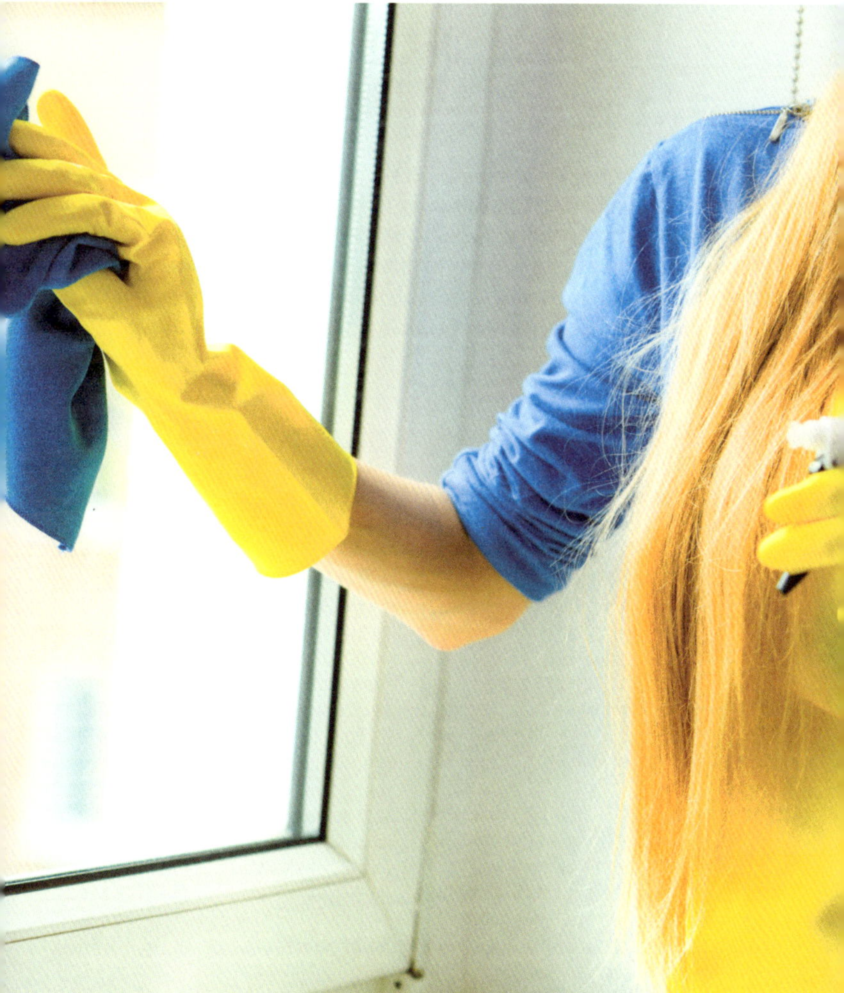

BELLE, BELLE, BELLE, LA SALLE DE BAINS

La salle de bains est souvent mal aérée et sujette aux maux classiques des pièces humides, les moisissures et les odeurs. Dépôts de calcaire, éclaboussures et résidus de savon sont d'autres problèmes dont les produits du commerce viennent à bout, mais il en faut plusieurs pour effectuer toutes ces tâches. À lui seul, le bicarbonate nettoie, fait briller, combat les moisissures et chasse les odeurs. Qui dit mieux ?

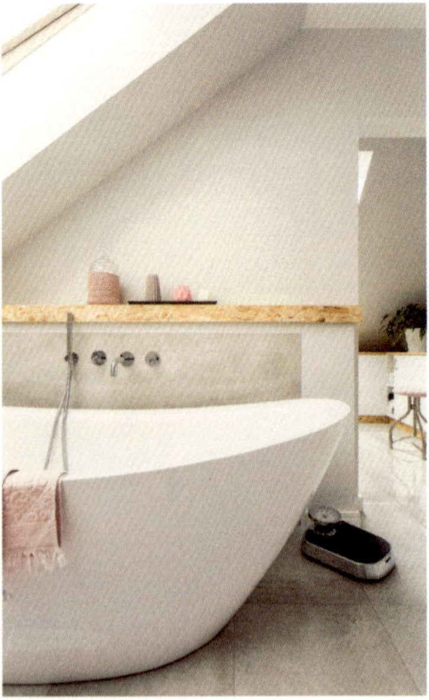

DOUCHE, BAIGNOIRE ET LAVABO

INGRÉDIENTS : *bicarbonate, vinaigre d'alcool.*

Pour la baignoire et la douche (bac et carrelage), vaporisez du vinaigre d'alcool sur les surfaces, passez une éponge humide saupoudrée de bicarbonate et rincez. Si la baignoire est très sale, saupoudrez-la de bicarbonate et vaporisez du vinaigre.

Pour le lavabo, saupoudrez le bicarbonate sur la vasque, nettoyez avec une éponge imbibée de vinaigre et rincez. On peut se passer du vinaigre, mais il donne un brillant plus durable.

PARE-DOUCHE

INGRÉDIENTS : *bicarbonate, vinaigre, eau chaude.*

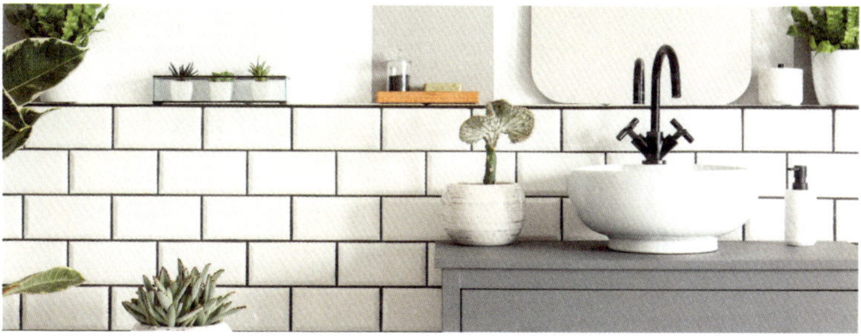

Le pare-douche en verre se nettoie, comme les miroirs, avec une éponge trempée dans une solution composée d'une cuillerée à soupe de bicarbonate et 1 cuillerée de vinaigre diluées dans 1 litre d'eau chaude (faites ce mélange dans le lavabo qui sera nettoyé du même coup), essuyez avec un chiffon microfibre.

RIDEAU DE DOUCHE EN PLASTIQUE

Si vous avez un rideau de douche en plastique, passez une éponge humide imprégnée de bicarbonate et lavez-le de temps en temps en machine (sur cycle « délicat ») avec 3 cuillerées à soupe de bicarbonate dans le bac à lessive.

TAPIS DE BAIN DES ENFANTS

Quant au tapis en caoutchouc, souvent sujet aux moisissures, saupoudrez-le de bicarbonate. Puis, frottez avec une brosse, rincez à l'eau tiède et laissez sécher. Il sera ainsi protégé contre toutes les moisissures.

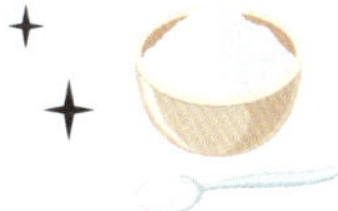

DES JOINTS COMME NEUFS

Dans la salle de bains, les joints en silicone ou en ciment ont souvent tendance à moisir. Pour le **silicone**, passez une éponge humide couverte de bicarbonate et frottez pour éliminer les traces noires. Pour les joints en **ciment** du carrelage, munissez-vous d'une brosse à dents humide, passez d'abord un peu de dentifrice (blanc), puis frottez avec une solution composée d'une cuillerée à café de bicarbonate diluée dans un peu d'eau tiède. Ne mouillez pas trop pour éviter de dissoudre le ciment.

ADIEU, LES MAUVAISES ODEURS !

On sait maintenant que les désodorisants vendus dans le commerce sont loin d'être inoffensifs tant pour la santé que pour l'environnement. Remplaçons donc aérosols et diffuseurs de parfum d'ambiance par du simple bicarbonate. En plus de supprimer les odeurs, il est non toxique et biodégradable. L'industrie l'utilise d'ailleurs pour traiter certaines fumées d'usine.

POUBELLES, CENDRIERS, ETC.

Après avoir nettoyé le container à ordures (grand ou petit), saupoudrez une couche de bicarbonate au fond. Vous pouvez aussi en répandre dans le sac plastique à même les détritus. C'est utile si vous avez jeté des restes malodorants (mégots, melon, poisson ou couches culottes) dont vous ne pouvez pas vous débarrasser immédiatement.

Pour les cendriers, mettez une pincée de poudre au fond avant usage, ou si vous les videz sans avoir le temps de les laver. Et nettoyez-les à l'eau et au bicarbonate. N'oubliez pas, non plus, le cendrier de la voiture !

Le saupoudrage s'applique aussi au panier à linge sale et aux chaussures de sport que vous secouerez avant de les remettre.

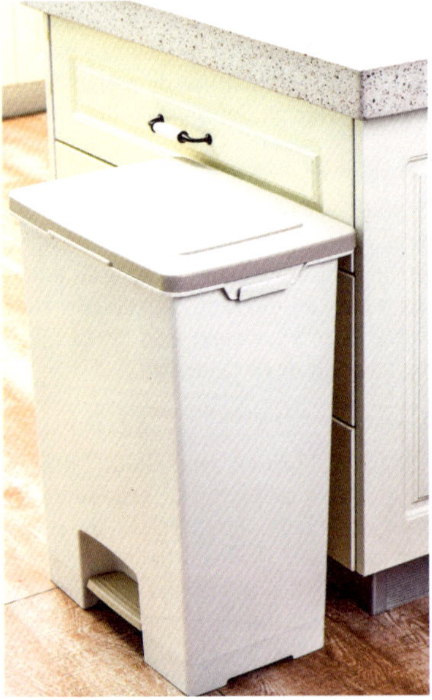

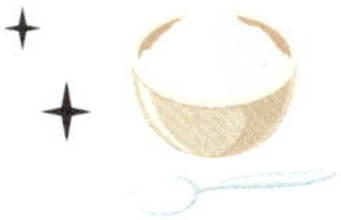

UN PARFUM DE VACANCES

Le même problème peut se poser pour le **matériel de camping** ou de **plage** entreposé d'une année sur l'autre. Pour éviter odeurs et moisissures, saupoudrez duvets, toile de tente, tapis de sol, parasol, bouées et autres matelas pneumatiques, d'une fine couche de bicarbonate avant de les ranger. Vous n'aurez qu'à les secouer ou les aspirer avant de les réutiliser. Cette recette s'applique, avec profit, aux coussins de sièges de jardin entreposés pour l'hiver ainsi qu'aux couvertures et couettes pliées pour l'été.

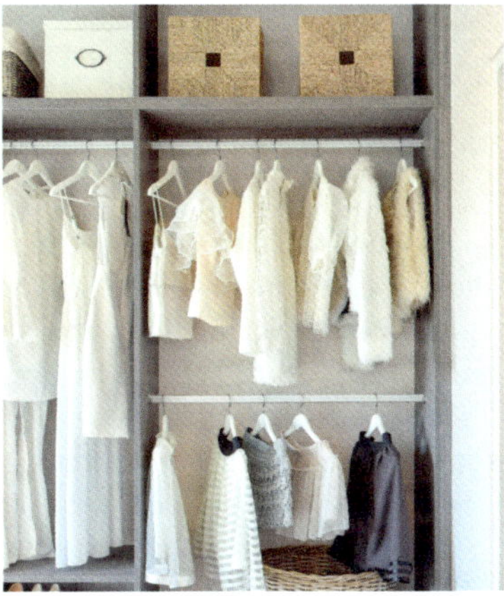

POUR LES PLACARDS ET MÊME LES PIÈCES

Cherchez d'abord à déterminer la cause des mauvaises odeurs. Elles peuvent être révélatrices d'une fuite d'eau, d'un aliment oublié, d'un rat mort ou de toute autre cause nécessitant une intervention. Mais si votre placard sent simplement le moisi ou le renfermé, posez dedans un petit bol rempli de bicarbonate que vous changerez tous les deux mois.

Dans une pièce fraîchement peinte ou peu utilisée, une salle de bains qui sent l'humidité ou un garage, disposez dans les coins quelques récipients remplis de poudre (mais cela ne vous dispense pas d'aérer quand c'est possible).

DÉSODORISER DES OBJETS

Livres et papiers sortis d'une cave ou d'un grenier répandent souvent de fortes odeurs de moisi ; il en va de même pour certains jouets impossibles à nettoyer. La recette est simple : enfermez le ou les coupables dans un sac en papier ou une boîte en carton avec du bicarbonate au fond (ou dans une coupelle). Scellez avec de l'adhésif, laissez agir pendant 5 ou 6 jours et l'odeur disparaîtra.

JAMAIS TROP PROPRE, **L'ENVIRONNEMENT DE BÉBÉ**

Aujourd'hui, de nombreuses études tendent à démontrer que l'air que nous respirons à l'intérieur de nos appartements et maisons n'est pas indemne de polluants. Meubles, peintures et moquettes diffusent insidieusement des substances nocives pour nos organismes. Les enfants sont soumis aux mêmes nuisances d'autant plus préjudiciables qu'ils sont plus fragiles. Certaines sont inévitables, mais on peut parfaitement minimiser les risques en ce qui concerne les produits utilisés pour le bricolage et le ménage. Le bicarbonate de soude, on l'a vu, est tout à fait indiqué pour remplacer de nombreux détergents.

LE PCHITT ASSAINISSANT

INGRÉDIENTS : *bicarbonate, huile essentielle de citron, eau tiède.*

Aérez la chambre et vaporisez une solution composée d'une cuillerée à café de bicarbonate diluée dans 50 cl d'eau tiède avec 10 gouttes d'huile essentielle de citron, d'arbre à thé ou de lavande. Secouez bien avant chaque usage. Évitez, toutefois, d'utiliser ce vaporisateur juste au-dessus du berceau de bébé. Les projections, moins fines que celles d'un aérosol, déposent un film légèrement humide.

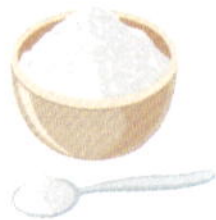

ATTENTION

N'ajoutez pas de bicarbonate dans l'eau du bain de bébé. En dessous de deux ans, les enfants ont une peau très fragile. Même quand ils sont plus âgés, restez prudent.

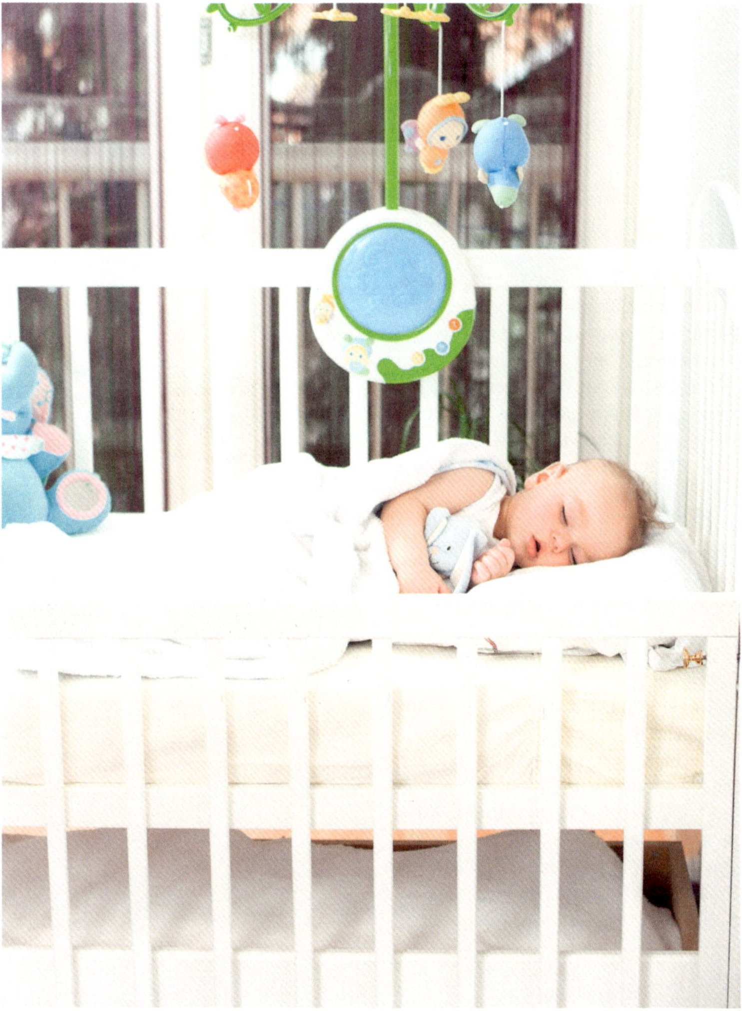

POUR ÉVITER LES RÉSIDUS ET ÉMANATIONS DE PRODUITS D'ENTRETIEN

En nettoyant le carrelage et la moquette avec du bicarbonate, vos sols seront parfaitement propres et vos enfants pourront se traîner par terre sans avoir à respirer ou pire, avaler des résidus nocifs. Même chose pour les façades des meubles de cuisine et des appareils ménagers auxquelles s'agrippent volontiers les petites mains curieuses.

Pour le linge de bébé, ainsi que le doudou, utilisez des lessives et remplacez l'eau de Javel et les assouplissants du commerce par du bicarbonate et du vinaigre. Vous minimiserez ainsi les risques d'irritation et d'allergie. Lavez draps et vêtements neufs (sauf la laine et la soie) avec du bicarbonate pour éliminer les apprêts.

Nettoyez à sec matelas et moquette dans la chambre des enfants. Vous éliminerez les odeurs et neutraliserez l'allergène des acariens. Ce type de traitement vaut aussi pour les jouets en peluche non lavables ou trop gros pour passer à la machine.

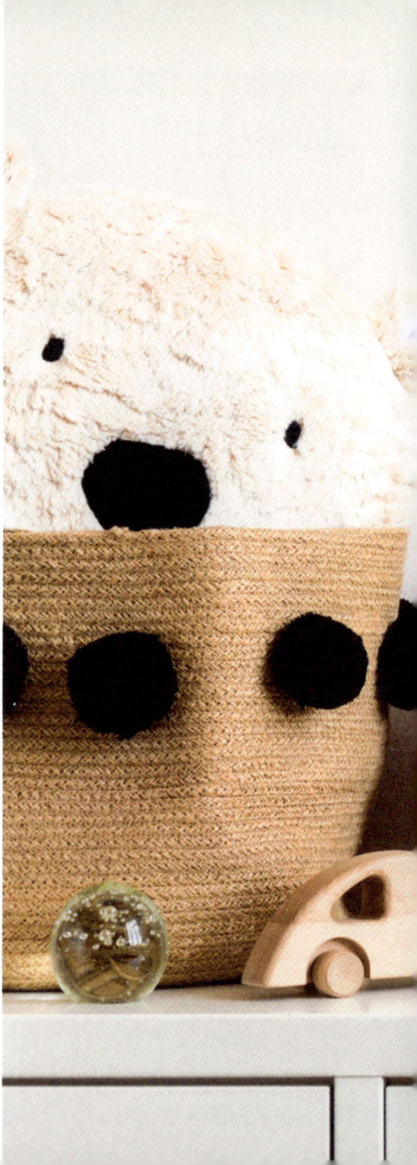

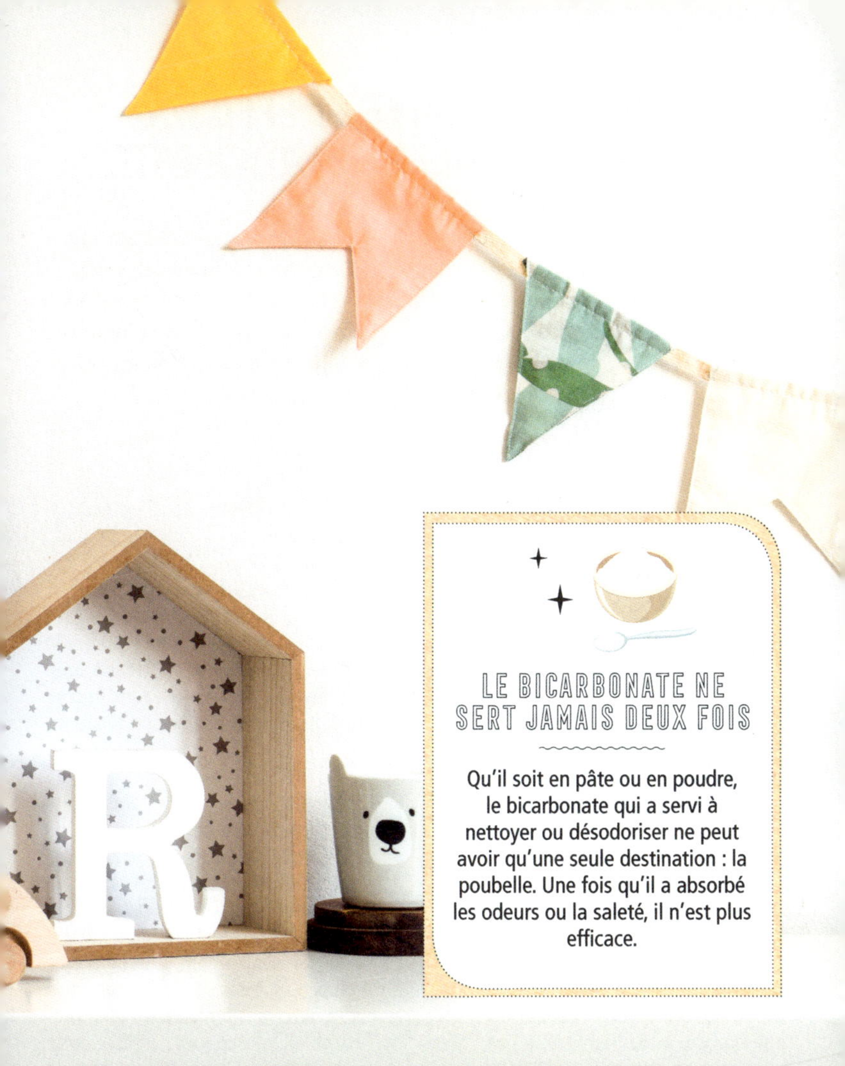

LE BICARBONATE NE SERT JAMAIS DEUX FOIS

Qu'il soit en pâte ou en poudre, le bicarbonate qui a servi à nettoyer ou désodoriser ne peut avoir qu'une seule destination : la poubelle. Une fois qu'il a absorbé les odeurs ou la saleté, il n'est plus efficace.

ÉCOLOGIQUE, SAINE ET EFFICACE, LA LESSIVE AU BICARBONATE

Le lavoir et la lessiveuse sont de l'histoire ancienne, mais chacun sait que le lave-linge et les détergents modernes sont loin de résoudre tous les problèmes de taches et d'odeurs tenaces. Si le bicarbonate ne remplace pas tout à fait la lessive, il renforce son action et celle des noix de lavage en adoucissant l'eau. Grâce à lui, on peut même se passer de détachant et d'assouplissant !

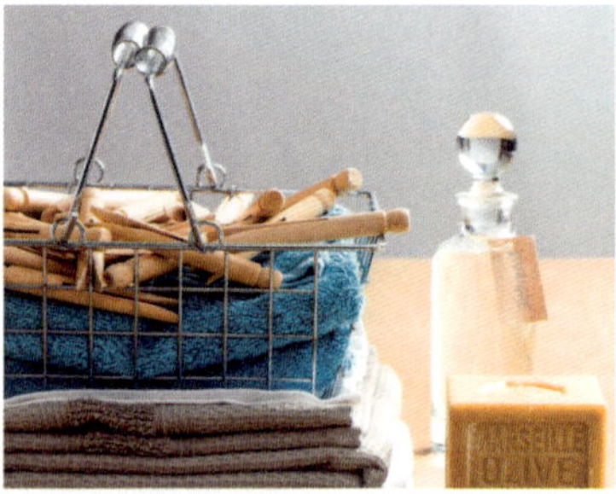

POUR ÉLIMINER LES TACHES

S'il s'agit de taches récentes (qui n'ont pas été lavées), mouillez avec de l'eau froide, tamponnez avec un peu de pâte de bicarbonate et laissez agir avant de mettre en machine. Pour les auréoles de sueur, les traces sur le col et les poignets et les odeurs rebelles de parfum optez pour la pâte ou le trempage à l'eau tiède pendant une demi-heure (3 cuillerées à soupe de bicarbonate dans un lavabo) avant de laver.

Certains voilages supportent mal les lessives : faites-les tremper pendant quelques heures à l'eau froide en diluant 4 ou 5 cuillerées à soupe de bicarbonate dans un fond de baignoire. Rincez à froid dans le lave-linge, accrochez-les encore humides. Ils se défroisseront en séchant.

L'ENNEMI DES MYCOSES

Pour désinfecter le linge, on peut le faire bouillir, sauf s'il ne supporte pas ce type de traitement. En cas de mycose, quand il faut traiter draps, serviettes, linge de corps et vêtements, le bicarbonate – qui est un fongicide – se révèle un allié précieux. Versez simplement 1 tasse pleine ou 4 cuillerées à soupe de poudre dans le bac à lessive en plus de votre produit habituel. Vous pouvez utiliser cette méthode même si vous n'avez pas de

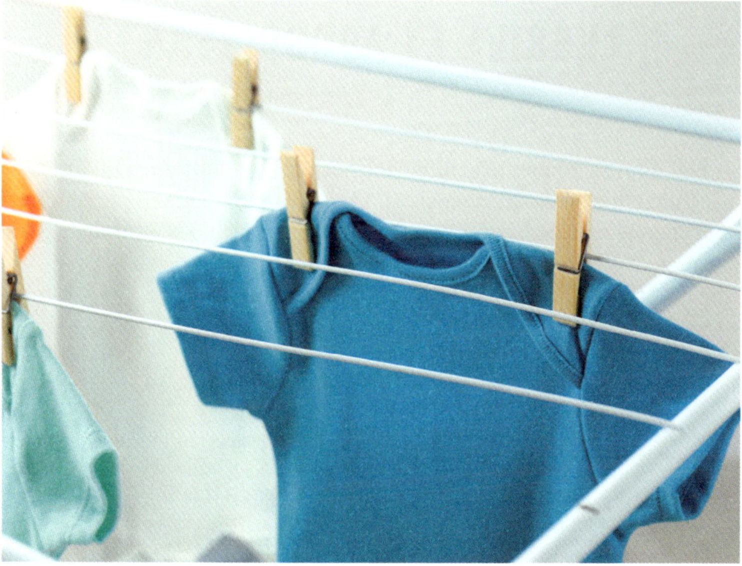

mycoses. Le bicarbonate adoucira l'eau et renforcera l'action de la lessive, ce qui vous permettra de diminuer la dose de détergent.

ET, EN PLUS, IL ASSOUPLIT !

Les assouplissants provoquent souvent des allergies et ne sont pas recommandés pour le linge de bébé. Vous savez maintenant que le bicarbonate adoucit l'eau en cours de lavage, mais vous pouvez aussi en mettre dans le bac pour l'assouplissant (1 ou 2 cuillerées à soupe). Votre linge sera plus doux, sans danger pour bébé, et vous éviterez d'encrasser votre machine.

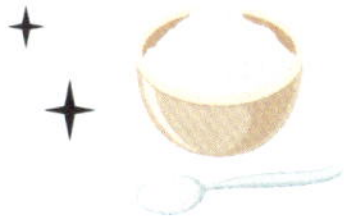

ATTENTION ENNEMI !

N'employez pas de bicarbonate sur la soie ou la laine. Pour vos pulls et dessous chics, utilisez plutôt du savon en paillettes et lavez-les à froid sans les faire tremper ni les essorer.

LESSIVE ET ADOUCISSANT FAITS MAISON

Pourquoi se donner le mal de fabriquer ces produits alors qu'on en trouve tant dans le commerce ? La réponse est simple : par souci d'économie et pour échapper aux substances chimiques dont regorgent lessives et adoucissants.

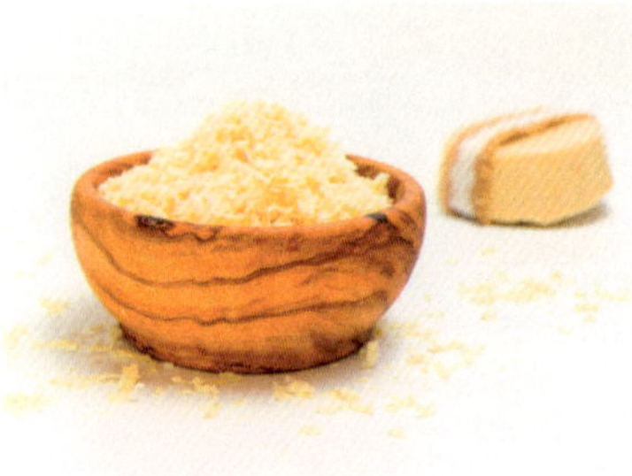

LA LESSIVE « MAISON »

À moins que vous n'ayez envie de vous lancer dans des manipulations longues et complexes, il est préférable d'utiliser une base lavante toute prête, en l'occurrence du savon de Marseille. Évitez celui qu'on trouve en supermarché, ses composants ne sont pas vraiment naturels. Vérifiez qu'il ne contient pas de glycérine, car elle a tendance à imperméabiliser le linge. Enfin, sachez que le savon de Marseille blanc est fabriqué à base d'huile de palme, dont la production intensive est responsable d'une déforestation dramatique. Le savon vert est fait avec de l'huile d'olive, mais il convient mieux à la toilette. Rien n'est simple !

INGRÉDIENTS : *3 litres d'eau, 150 g de savon de Marseille râpé ou en paillettes, 2 cuillerées à soupe de bicarbonate.*

Faites bouillir 2 litres d'eau, versez en pluie le savon râpé ou en paillettes et remuez à feu doux jusqu'à obtention d'un mélange homogène. Laissez un peu tiédir, ajoutez le reste d'eau et le bicarbonate en remuant bien. Versez avec un entonnoir dans un ancien bidon de lessive.

Agitez bien avant chaque usage. Mettez environ 1 verre à moutarde (15 cl) de produit dans le bac de la machine ou la boule doseuse en plastique. Vous pouvez ajouter 1 cuillerée à soupe de bicarbonate à votre lessive si le linge est très sale.

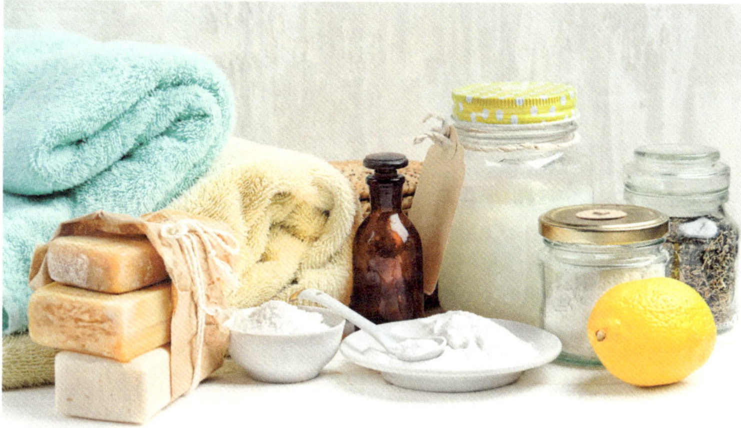

UN ADOUCISSANT VRAIMENT TOUT DOUX

Les adoucissants du commerce parfument, mais assouplissent assez peu le linge et provoquent parfois des allergies. Autre problème, et non des moindres, ils se solidifient en pâte compacte et gluante dans le bac de la machine !

INGRÉDIENTS : *50 cl d'eau tiède, 2 cuillerées à soupe de bicarbonate, 30 cl de vinaigre d'alcool, 10 gouttes d'huile essentielle de lavandin ou de citron (facultatif).*

Prenez une bouteille de 1,5 litre, et non de 1 litre, pour éviter que le mélange ne déborde. Transvasez avec un entonnoir l'eau tiède et le bicarbonate, secouez pour dissoudre parfaitement la poudre. Ajoutez le vinaigre puis l'huile essentielle, attendez que l'effervescence se calme avant de fermer.

Remuez avant chaque utilisation, versez environ 1 verre (15 cl) dans le bac à assouplissant de la machine.

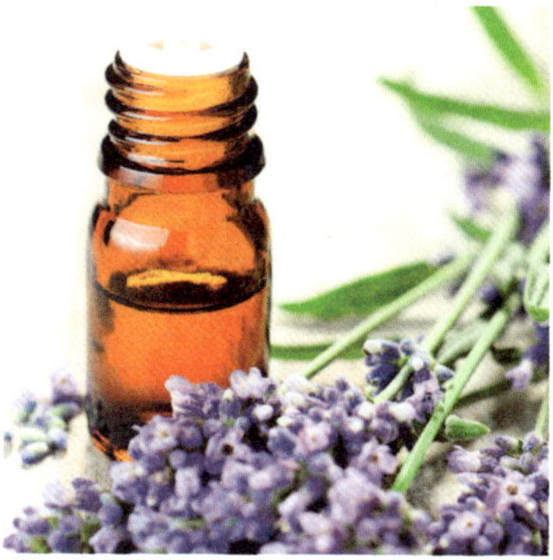

LES TACHES,
J'EN VIENS À BOUT !

Comme le citron et le vinaigre, le bicarbonate peut faire disparaître certaines taches. Mais tout dépend de leur nature et du support. Avant tout, il faut intervenir le plus vite possible. Une tache qui a été lavée (ou pire encore, repassée) est fixée. Utilisez de l'eau froide ou tiède – sauf pour les graisses qui nécessitent de l'eau chaude – et tamponnez sans frotter, de l'extérieur vers l'intérieur. Tamponner permet d'absorber la saleté sans l'incruster. Avant de vous lancer, faites un essai dans un coin peu visible pour vous assurer que le matériau ou la couleur résiste.

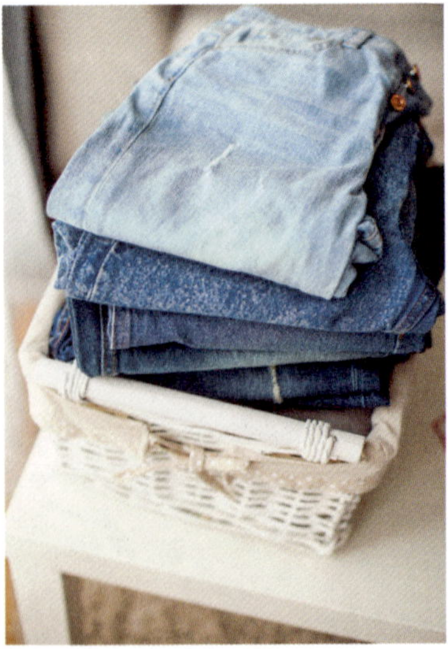

POUR LES TACHES ALIMENTAIRES

Les graisses – huile, beurre, sauces (mais aussi le maquillage) – s'éliminent en mouillant à l'eau tiède ou chaude et en appliquant du bicarbonate en poudre ou en pâte avant le passage en machine.

Pour certains textiles fragiles, ainsi que le bois, le cuir, le daim… essayez plutôt la terre de Sommières qui s'utilise à sec.

Pour les taches de fruits (rouges ou incolores), de confiture, de café, d'œuf, de chocolat, de vin, mouillez à l'eau froide, étalez le bicarbonate en pâte, tamponnez et laissez sécher avant de laver. Ou bien, essayez avec un mélange d'eau froide, de bicarbonate et de vinaigre d'alcool, tamponnez, rincez et recommencez s'il reste des traces.

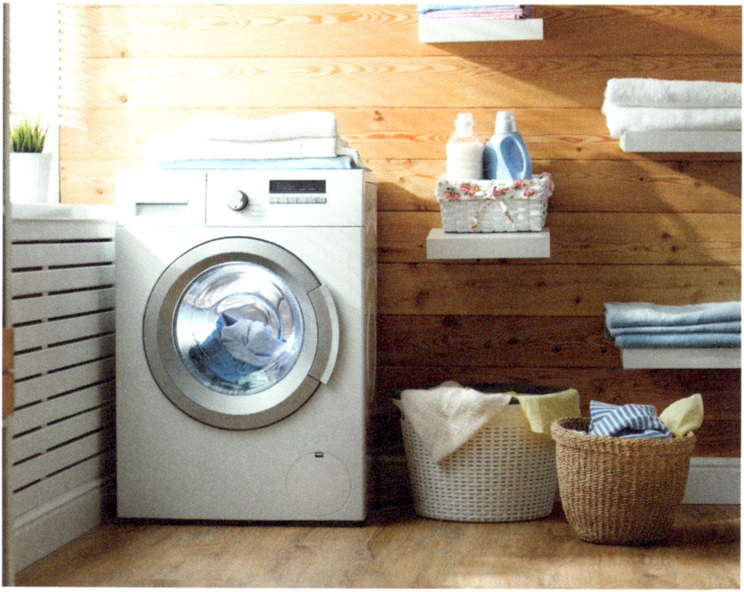

LES TACHES TRÈS RÉSISTANTES

Les taches malodorantes comme le vomi, l'urine, les matières fécales, mais aussi la transpiration ou le moisi, s'éliminent en grattant d'abord le surplus avec un couteau, puis en mouillant à l'eau froide ou tiède avant d'appliquer la pâte de bicarbonate. Laissez sécher, puis rincez (ou aspirez s'il s'agit d'un matelas ou d'un tapis).

Le sang se nettoie toujours à l'eau froide. Saupoudrez de bicarbonate, faites bien pénétrer et laissez agir une ou deux heures avant de rincer.

Pour les traces de brûlé, tentez votre chance en frottant avec un chiffon humide enduit de poudre. Les marques peuvent être atténuées, mais ne disparaîtront pas puisque la fibre est atteinte. Cette méthode s'applique aux tissus, au bois peu fragile et même à la porcelaine ou la faïence.

Pour les taches de feutre, tout dépend de la composition de l'encre. Essayez en imprégnant la tache d'une pâte de bicarbonate et de jus de citron, laissez sécher et rincez.

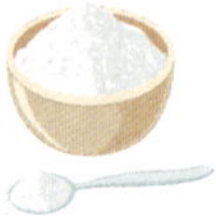

HALTE AUX TRACES SUR LES MURS

Les **traces de doigts** et autres salissures s'éliminent bien sur un mur blanc grâce aux propriétés abrasives du bicarbonate. Frottez la zone concernée avec une éponge humide bien essorée et enduite de poudre, rincez et essuyez. Sur les peintures de couleur et le papier peint, un essai s'impose pour tester la réaction du support. Quant aux graffitis, essayez de les lessiver avec la solution suivante : 1 verre de vinaigre, 1 verre d'ammoniaque et 1/2 verre de bicarbonate dans 5 litres d'eau tiède.

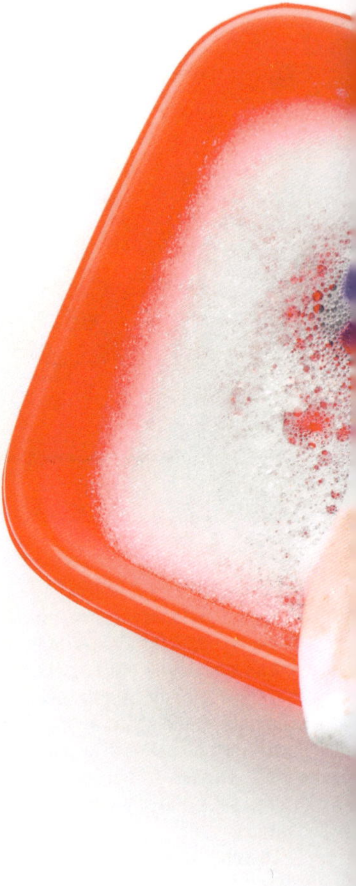

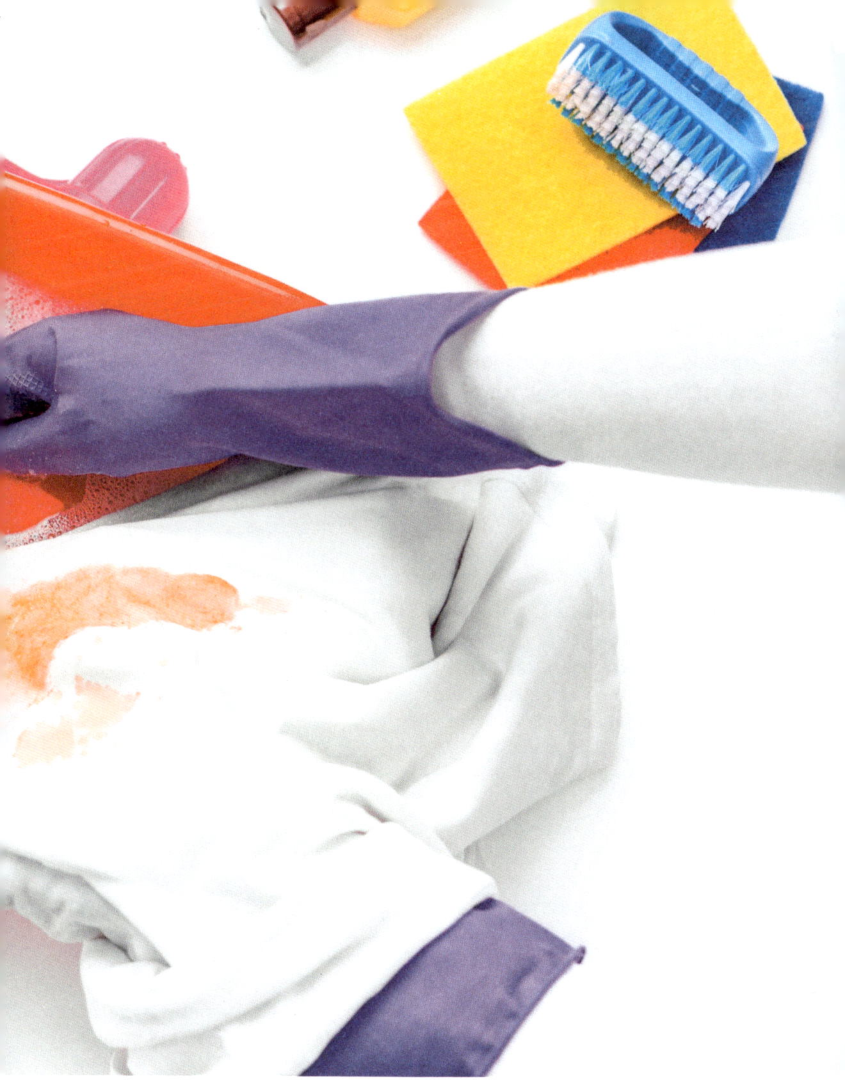

UN NETTOYAGE À SEC ÉCONOMIQUE

Le bicarbonate peut agir à sec, mais tout dépend de la nature du support et de la tache. En ce qui concerne les vêtements et les étoffes fragiles, préférez le teinturier. Pour les canapés, fauteuils, tapis et moquette impossibles à transporter, faites toujours un essai sur un coin peu visible. Ne vous attaquez ni à la soie, ni au cuir ou au daim, ni aux meubles anciens ou fragiles. Pensez aussi à la terre de Sommières, souvent très efficace pour le nettoyage à sec. Première condition : intervenir le plus rapidement possible sur une tache si l'on veut obtenir un résultat satisfaisant.

NETTOYER CANAPÉS, FAUTEUILS, TAPIS ET MOQUETTE

Pour faire disparaître une tache sur des textiles ne tolérant pas l'eau : saupoudrez le bicarbonate sur la surface concernée, faites pénétrer, laissez agir une heure et aspirez ou brossez pour éliminer toute trace de poudre.

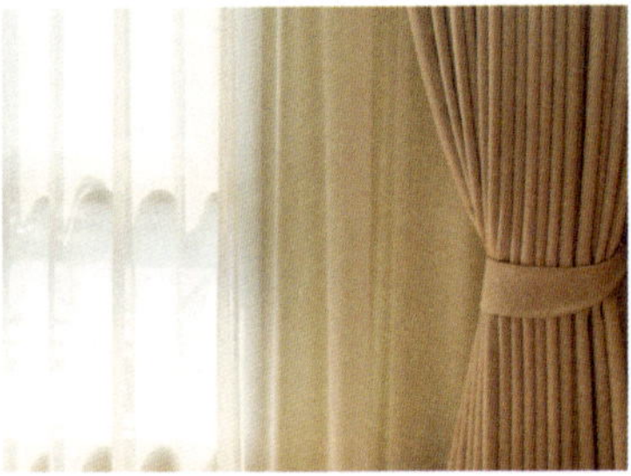

POUR RAFRAÎCHIR UN TISSU

Dans ce domaine, le bicarbonate agit sur plusieurs fronts. Il élimine la saleté incrustée, fait disparaître les odeurs et ravive les couleurs. Enfin, cette méthode a l'avantage d'éviter les dégagements de vapeurs nocives ainsi que les résidus toxiques.

Aspirez à fond afin de bien éliminer la poussière, saupoudrez de bicarbonate, faites pénétrer en brossant, laissez agir une heure ou deux puis aspirez de nouveau pour faire disparaître toute trace. Le procédé convient aussi aux matelas et aux sièges de voiture.

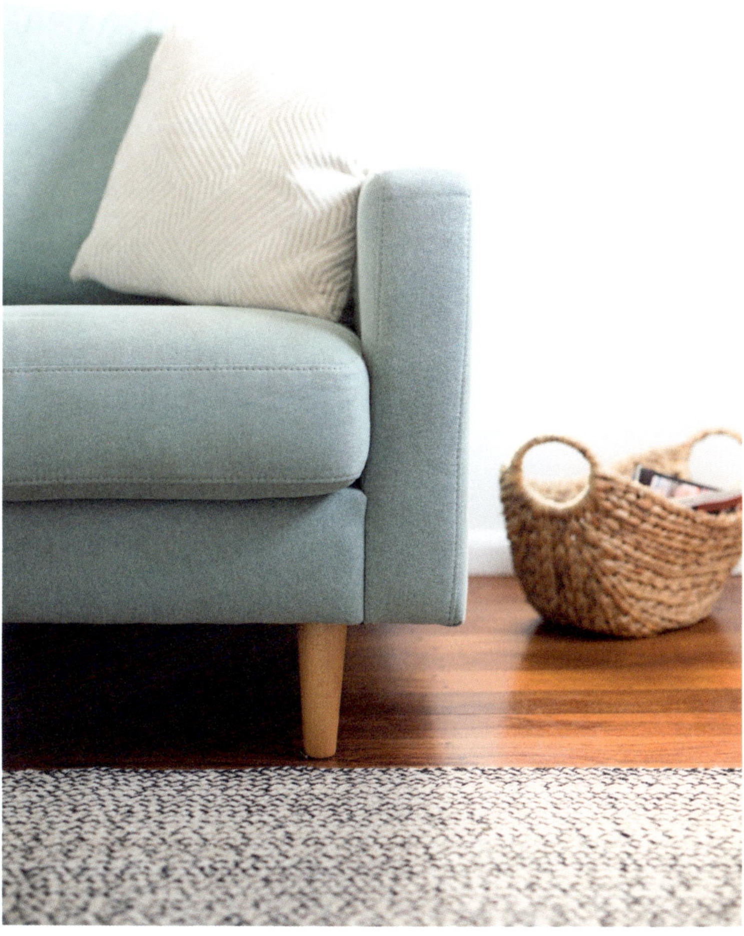

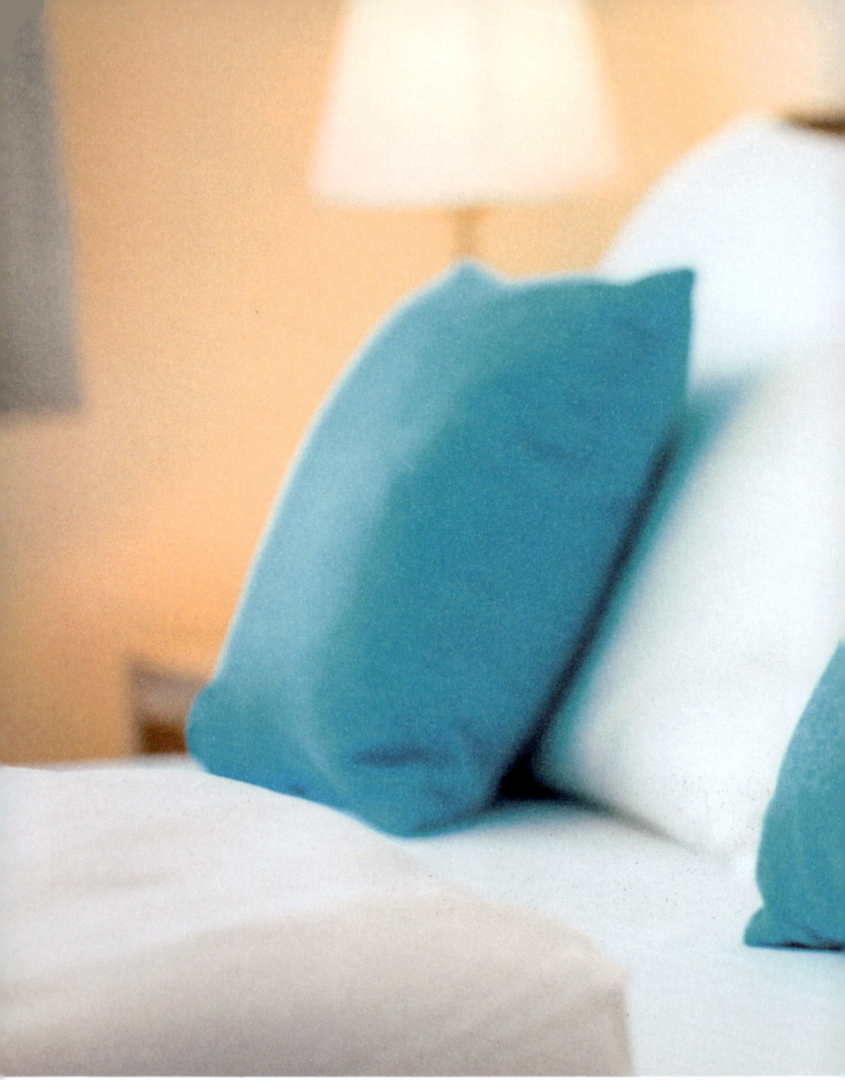

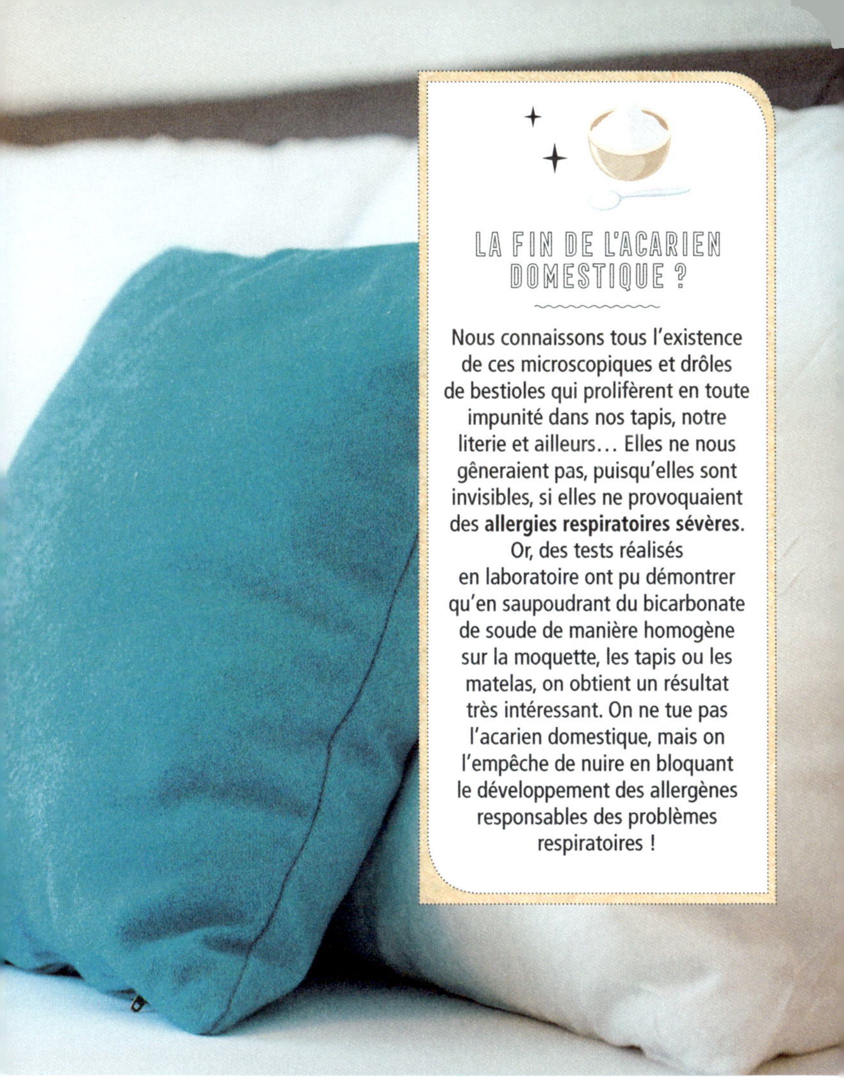

LA FIN DE L'ACARIEN DOMESTIQUE ?

Nous connaissons tous l'existence de ces microscopiques et drôles de bestioles qui prolifèrent en toute impunité dans nos tapis, notre literie et ailleurs… Elles ne nous gêneraient pas, puisqu'elles sont invisibles, si elles ne provoquaient des **allergies respiratoires sévères.** Or, des tests réalisés en laboratoire ont pu démontrer qu'en saupoudrant du bicarbonate de soude de manière homogène sur la moquette, les tapis ou les matelas, on obtient un résultat très intéressant. On ne tue pas l'acarien domestique, mais on l'empêche de nuire en bloquant le développement des allergènes responsables des problèmes respiratoires !

ÉVIERS, LAVABOS ET BAIGNOIRES, PLUS JAMAIS BOUCHÉS

Pour éviter d'en arriver là, pensez à poser une grille à mailles fines sur le trou d'évacuation. Cette précaution empêche que des débris divers ne s'accumulent dans le siphon. Si vous n'avez pas eu cette prudence, méfiez-vous des déboucheurs chimiques du commerce. Souvent à base de soude, ils sont dangereux pour les tuyauteries et pour l'environnement.

LE DÉBOUCHE-SIPHON

INGRÉDIENTS : *bicarbonate, gros sel, vinaigre blanc, eau bouillante.*

Versez dans le trou 1 verre de bicarbonate (ou de cristaux de soude si l'évacuation ne se fait plus du tout), 1 verre de gros sel et 1 verre de vinaigre blanc. Aspirez une ou deux fois avec une ventouse en caoutchouc pour mélanger tous les ingrédients et laissez agir une demi-heure. Versez de l'eau bouillante et aspirez à nouveau, en obturant le trou du trop-plein. Ce procédé est souvent efficace et bien moins toxique que les produits vendus à cet effet.

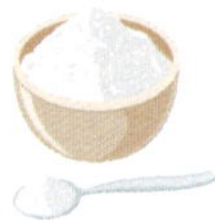

QUAND LE SIPHON SENT MAUVAIS

Pour neutraliser les mauvaises odeurs provenant du siphon, mettez 2 cuillerées à café de bicarbonate dans le trou de l'évier, du lavabo ou de la baignoire. Attendez un quart d'heure et faites couler de l'eau chaude. Vous pouvez aussi verser une demi-tasse de bicarbonate et laissez agir toute la nuit.

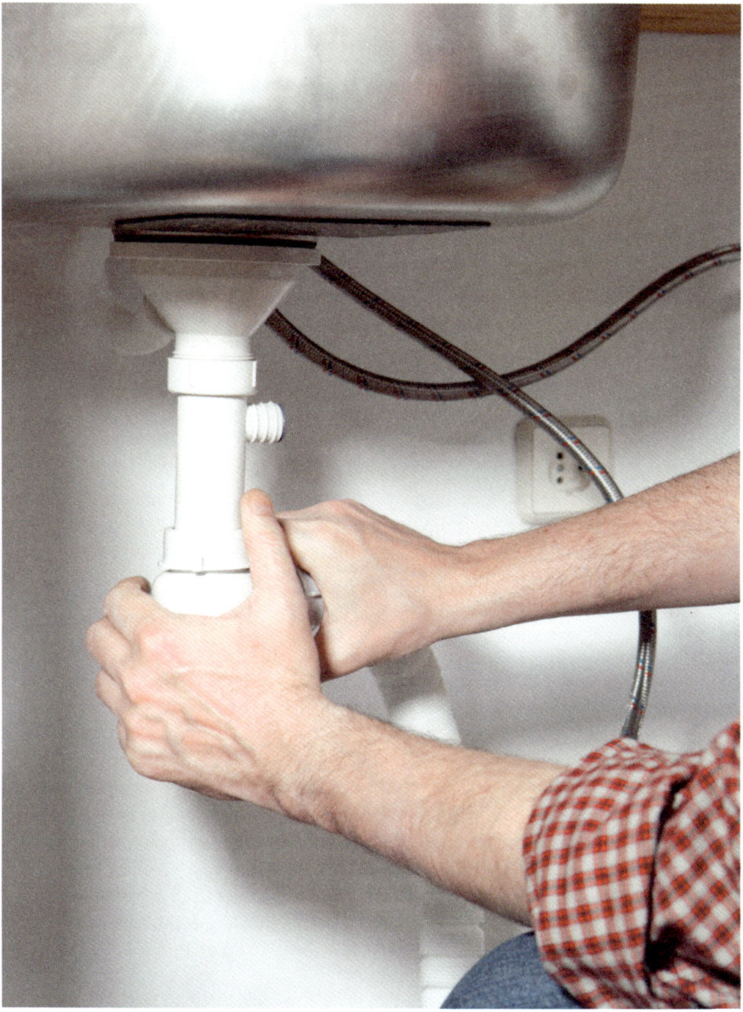

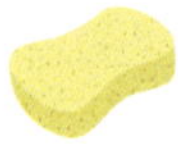

UN « PETIT COIN » IRRÉPROCHABLE !

Les détergents ne manquent pas pour assurer la propreté des toilettes. Pourtant, pas facile d'en trouver un qui nettoie à la fois la cuvette, la lunette et le sol tout en désodorisant. Le bicarbonate le fait, et sans polluer !

LA SOLUTION CUVETTE-NETTE

INGRÉDIENTS : *bicarbonate, sel fin, vinaigre blanc, eau chaude.*

Versez 3 cuillerées à soupe de bicarbonate, autant de sel fin, 1 verre de vinaigre blanc et de l'eau très chaude, mélangez avec la brosse. Laissez agir un quart d'heure, frottez et tirez la chasse.

LA FORMULE ANTI-TARTRE

INGRÉDIENTS : *cristaux de soude, bicarbonate, eau chaude, gros sel, vinaigre blanc.*

Versez 1 verre de bicarbonate, 2 verres de cristaux de soude (plus puissants), 2 litres d'eau très chaude, une poignée de gros sel et 1 tasse de vinaigre blanc bouillant. Mouillez aussi les parois de la cuvette et saupoudrez de cristaux de soude. Laissez agir plusieurs heures avant de brosser et de tirer la chasse. Profitez d'une séance de cinéma ou d'un week-end d'absence pour vraiment laisser agir cette formule.

NETTOYER LUNETTE ET ABATTANT

Passez une éponge imbibée d'eau chaude et de bicarbonate, rincez à l'eau vinaigrée, essuyez avec un chiffon microfibre.

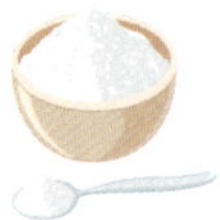

ET LA FOSSE SEPTIQUE ?

Pour entretenir la fosse septique, versez – une fois par semaine, pas plus – une tasse de bicarbonate dans la cuvette. Il contribue, avec les produits spéciaux, au maintien d'un bon pH.

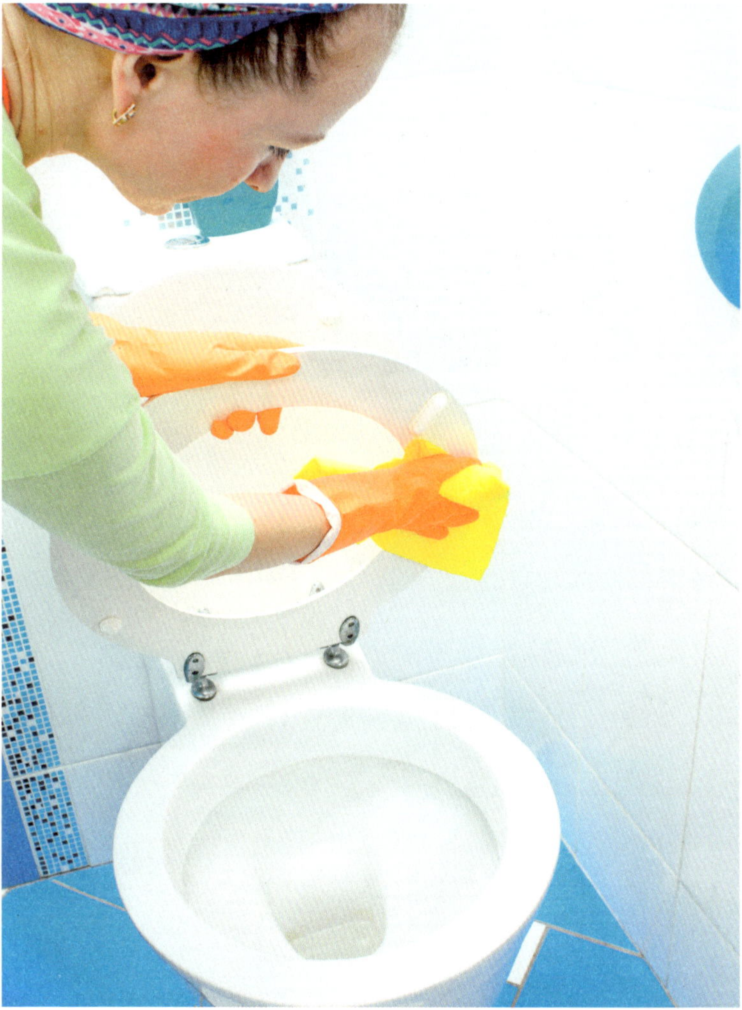

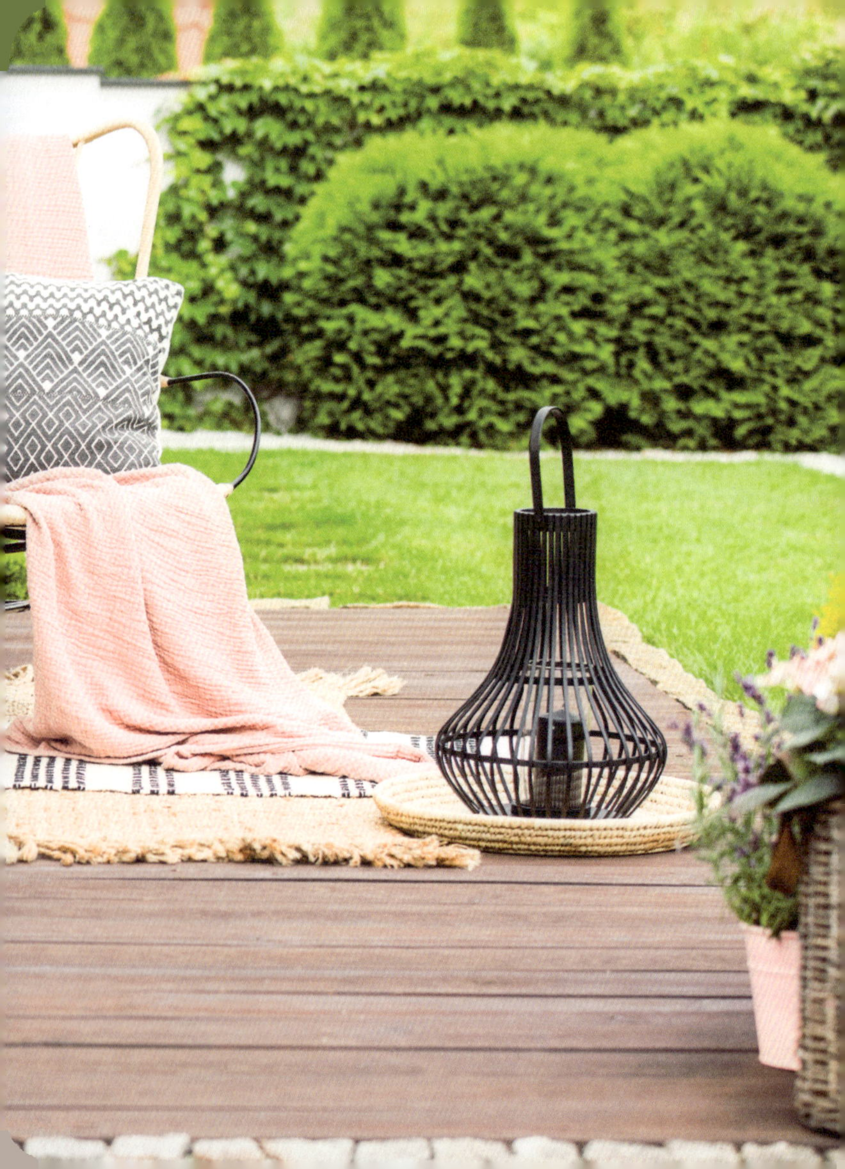

AU JARDIN ET DANS LE GARAGE

L'ENTRETIEN DES MEUBLES DE JARDIN ET DES ACCESSOIRES DE PLEIN AIR

Le mobilier de jardin ne peut échapper aux intempéries, même si on le rentre l'hiver. Le plastique noircit, le bois et le rotin se déforment et moisissent, et le métal rouille malgré la peinture. On peut protéger les coussins des sièges en les saupoudrant de bicarbonate avant de les ranger, mais que faire pour les meubles qui séjournent à la cave, au grenier ou au garage ? Les magasins de bricolage regorgent de produits plus ou moins détergents, corrosifs… et chers. Or, le bicarbonate s'avère, une fois encore, un auxiliaire de poids pour ces opérations de nettoyage. Il élimine les graisses, agit sur les champignons responsables des moisissures en stoppant leur croissance, et ses grains abrasifs effacent les traces résiduelles.

LE NETTOYANT POUR LE PLASTIQUE

INGRÉDIENTS : *bicarbonate, liquide vaisselle, eau chaude.*

Préparez une solution composée de 2 à 4 cuillerées à soupe de bicarbonate et de 1 cuillerée à café de liquide vaisselle pour 1 litre d'eau chaude. Adaptez les proportions en fonction des surfaces à traiter et de leur degré de salissure. Frottez avec une éponge, laissez agir quelques minutes et rincez à l'eau vinaigrée (ou au jet si vous avez beaucoup de meubles). Insistez sur les taches récalcitrantes avec un peu de pâte de bicarbonate. Ce même traitement convient aussi aux meubles en résine tressée – un matériau parfaitement synthétique malgré son appellation. Brossez-les avant pour éliminer la poussière.

POUR RAVIVER LE ROTIN ET LE BOIS

Brossez bien puis lavez comme précédemment, mais sans trop mouiller. Laissez sécher à l'air libre, évitez le plein soleil si vous ne voulez pas que la matière se déforme.
Si le bois est moisi, passez une éponge imbibée d'une eau fortement vinaigrée

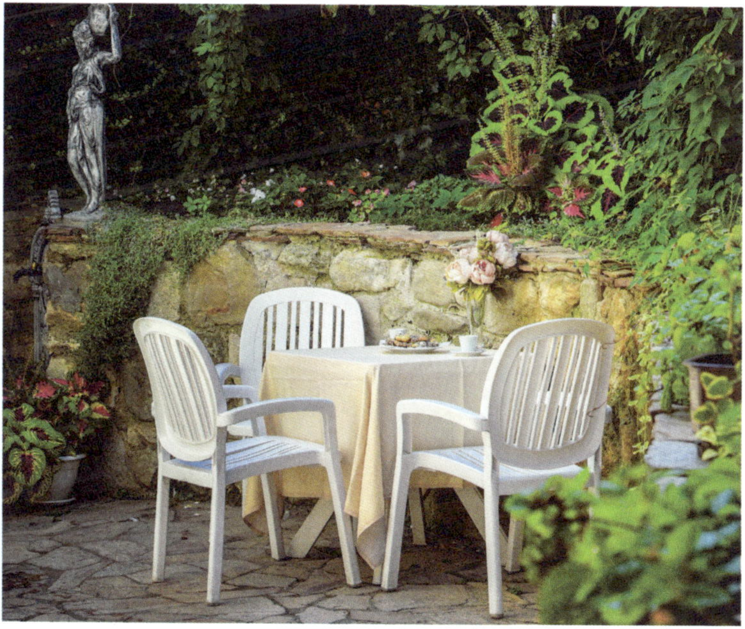

et de 1 cuillerée à café de bicarbonate. Frottez dans le sens des fibres et laissez sécher.

POUR NETTOYER LE MÉTAL ROUILLÉ

Ne rêvez pas, le bicarbonate ne viendra pas à bout d'un métal très corrodé. En revanche, s'il ne s'agit que de taches ou de points de rouille, retirez le plus gros avec une brosse métallique ou du papier de verre, puis frottez avec une pomme de terre coupée en deux saupoudrée de bicarbonate ; ou bien étalez une pâte de bicarbonate et d'eau et frottez avec du papier d'aluminium (en utilisant le côté brillant).

SI ON DÉCRASSAIT LE BARBECUE ?

Voilà une occupation qui suit systématiquement l'utilisation de cet ustensile. Un secret pour alléger cette corvée ? Préparez une pâte de bicarbonate, appliquez-la sur le gril et laissez poser une dizaine de minutes, frottez avec une éponge et rincez.

SOIGNER LES PLANTES

Biodégradable et non toxique, le bicarbonate a évidemment sa place au jardin. Il atténue l'acidité du sol, souvent responsable du développement des parasites et autres champignons. Il revigore les plantes et supprime même les mauvaises herbes, sans polluer la nappe phréatique ni empoisonner les animaux.

LA PULVÉRISATION CONTRE L'OÏDIUM ET LE MILDIOU

INGRÉDIENTS : *bicarbonate, savon de Marseille liquide, eau.*

À titre préventif ou dès l'apparition des symptômes, diluez 1 cuillerée à soupe et 1 cuillerée à café de savon de Marseille liquide dans 2 litres d'eau. Pulvérisez sur les feuilles le soir ou le matin par temps sec, deux fois par semaine.

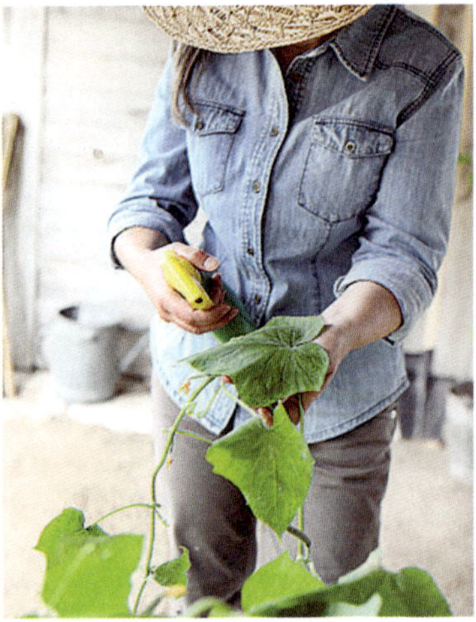

LE MÉLANGE POUR PROTÉGER ET FORTIFIER TOUS LES VÉGÉTAUX

INGRÉDIENTS : *bicarbonate, huile d'olive, eau.*

Cette recette éloigne les parasites, fait grossir fleurs, fruits et légumes et reverdir les feuilles. Elle fonctionne bien pour ralentir les invasions de pucerons.

Mélangez 1 cuillerée à café de bicarbonate et 4 cuillerées à soupe d'huile d'olive dans 50 cl d'eau. Traitez 2 ou 3 fois par semaine.

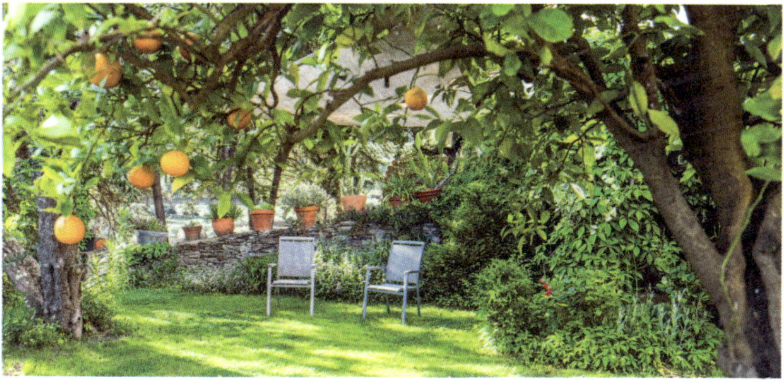

POUR LES PARASITES DES TOMATES

Saupoudrez du bicarbonate autour des plants, pas trop près des pieds.

POUR PROLONGER LA VIE DES BOUQUETS

Recoupez les tiges des fleurs en biseau avec un sécateur et disposez-les dans un vase où vous aurez dilué 1 cuillerée à café de bicarbonate. Changez l'eau (et le bicarbonate) tous les deux jours.

ÉLIMINER LES MAUVAISES HERBES

À forte concentration, le bicarbonate (comme le sel marin) est toxique pour les végétaux. Vous ne pouvez donc pas désherber la pelouse ou les massifs de fleurs avec cette recette. En revanche, si vous saupoudrez par temps sec les mauvaises herbes entre les dalles d'une terrasse, d'une allée ou les marches d'un escalier, vous les verrez se faner au bout de quelque temps. Le résultat est peut-être moins rapide qu'avec les désherbants chimiques, mais la faune et la nappe phréatique s'en portent beaucoup mieux.

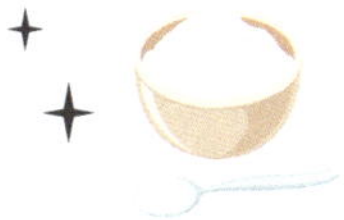

DE L'HUILE POUR LES PLANTES

Le saviez-vous ? L'huile d'olive, riche en acides gras essentiels et en vitamines, peut fortifier vos plantes d'appartement. Il suffit d'en verser 1 ou 2 cuillerées dans la terre des pots pour que votre forêt vierge retrouve des couleurs en hiver.

ÇA ROULE POUR LE BICARBONATE

Non, on ne peut pas rouler au bicarbonate ! En revanche, on peut s'en servir pour nettoyer auto, moto, vélo et même le garage.

LE SHAMPOING VOITURE

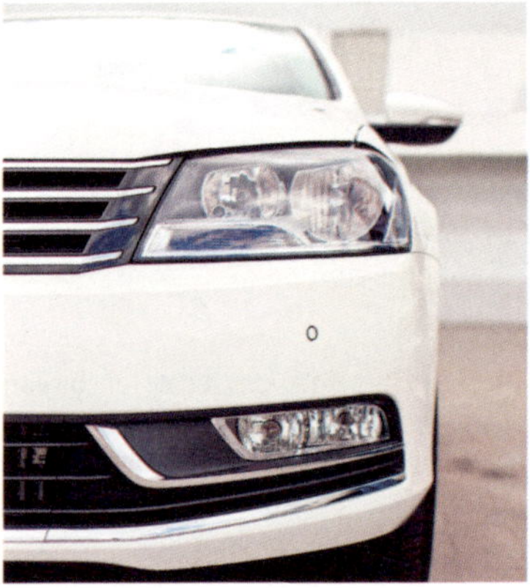

INGRÉDIENTS : *bicarbonate, vinaigre d'alcool, eau tiède.*

Diluez 4 cuillerées à soupe de bicarbonate et autant de vinaigre d'alcool dans 4 litres d'eau tiède. Si les surfaces sont très sales, rajoutez 1 cuillerée à soupe de liquide vaisselle. Frottez avec une éponge, rincez et lustrez avec une peau de chamois ou un chiffon microfibre normal pour la carrosserie, « spécial vitres » et « Inox » pour le reste.

POUR FAIRE BRILLER LES CHROMES

Utilisez une pâte composée de 3 volumes de bicarbonate pour 1 volume d'eau. Appliquez-la avec une éponge humide ou une brosse, frottez, rincez et lustrez.

Enfin, vous viendrez à bout des taches incrustées avec une solution concentrée composée de 2 ou 3 cuillerées à soupe de bicarbonate pour 1 litre d'eau chaude. Laissez agir quelques minutes, frottez doucement et rincez.

Toutes ces recettes s'appliquent aussi bien aux motos, scooters qu'au cadre de vélos.

L'INTÉRIEUR DE LA VOITURE

Un bon coup d'aspirateur peut suffire, mais, si vous transportez des enfants ou des animaux, vous serez certainement confronté à des problèmes de taches et d'odeurs. Passez d'abord l'aspirateur

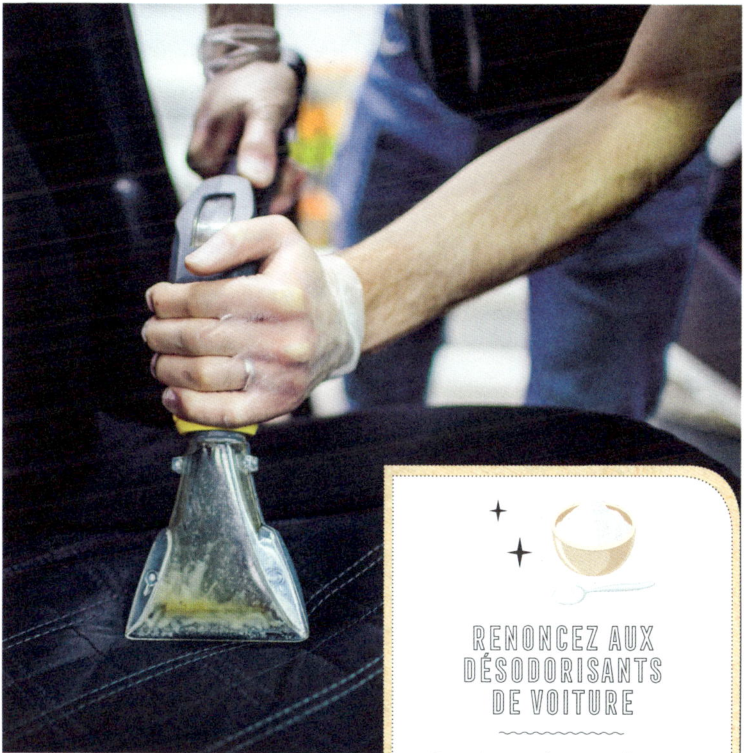

sur les tapis et les sièges, saupoudrez de bicarbonate et brossez pour faire pénétrer, laissez agir une heure et aspirez de nouveau. Enfin, pour les fumeurs, videz et lavez le cendrier avant de le tapisser d'une fine couche de bicarbonate pour absorber les entêtants « parfums » de tabac froid.

RENONCEZ AUX DÉSODORISANTS DE VOITURE

Remplacez arbres magiques et autres sprays désodorisants aux senteurs improbables par des sachets de bicarbonate. Placez-les dans les vide-poches des portières et sous les sièges. À remplacer tous les deux mois pour circuler enfin dans une **atmosphère saine**.

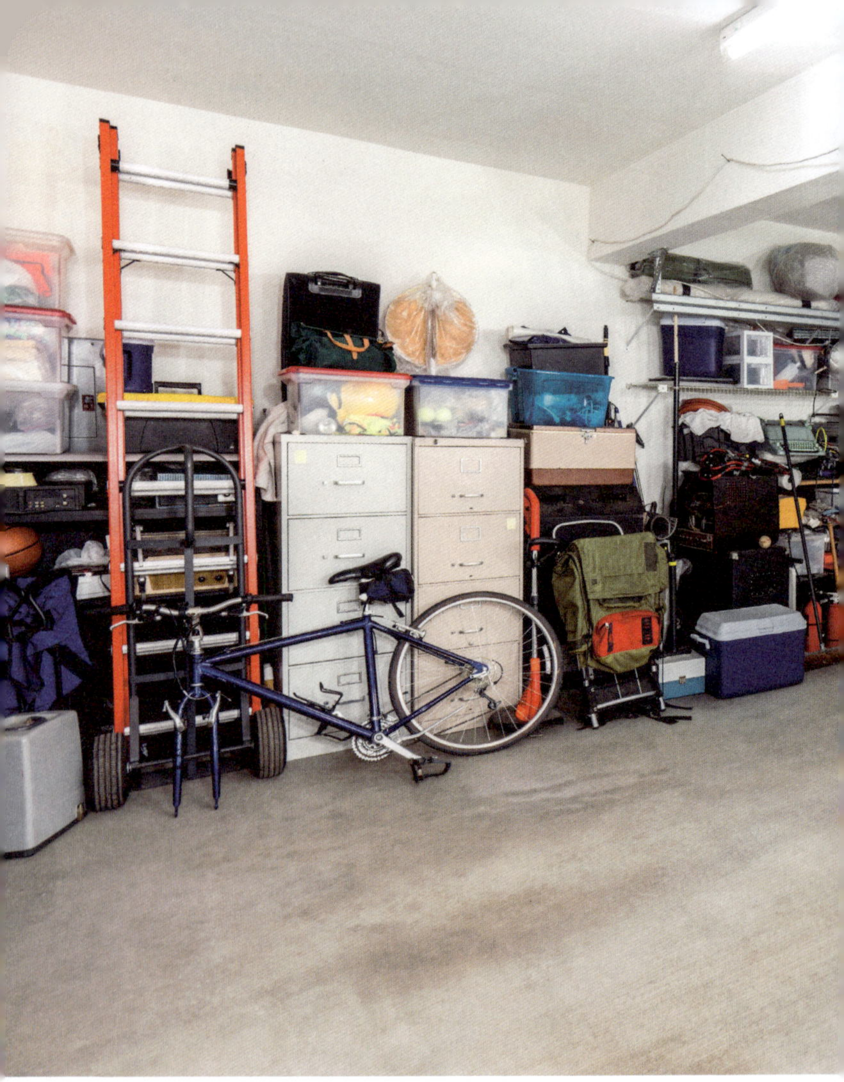

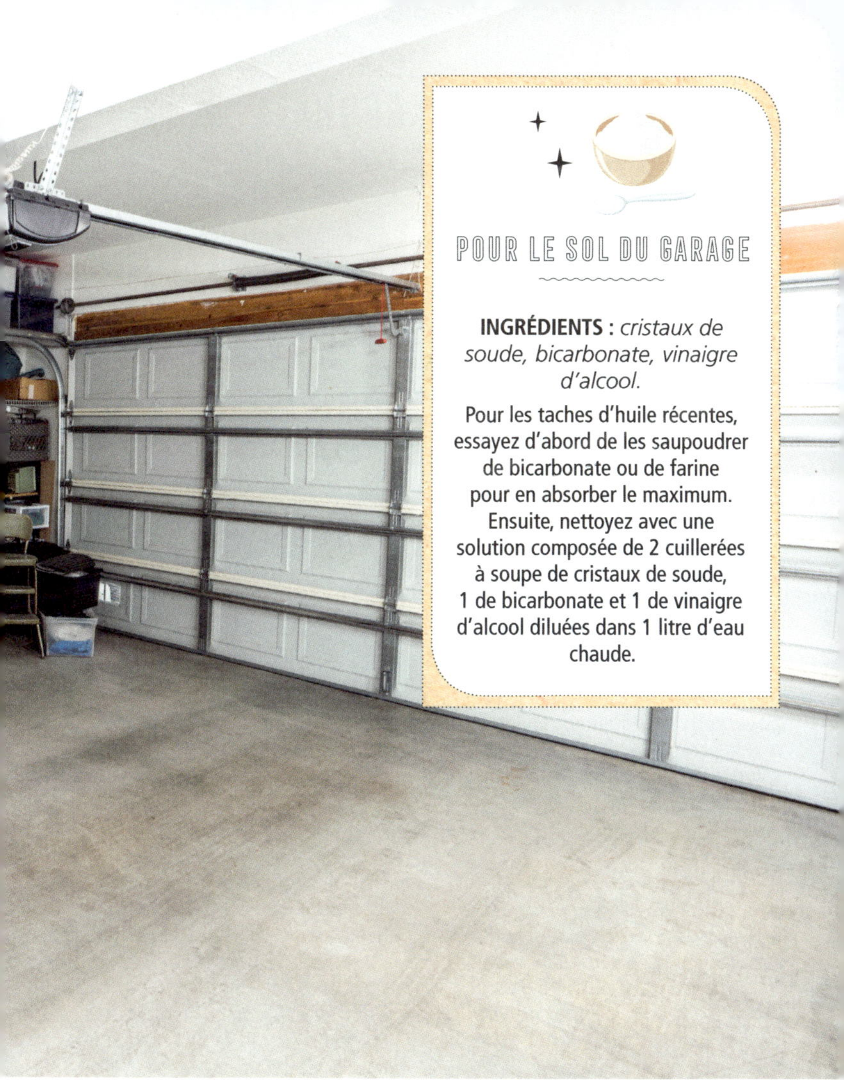

POUR LE SOL DU GARAGE

INGRÉDIENTS : *cristaux de soude, bicarbonate, vinaigre d'alcool.*

Pour les taches d'huile récentes, essayez d'abord de les saupoudrer de bicarbonate ou de farine pour en absorber le maximum. Ensuite, nettoyez avec une solution composée de 2 cuillerées à soupe de cristaux de soude, 1 de bicarbonate et 1 de vinaigre d'alcool diluées dans 1 litre d'eau chaude.

MON BICARBONATE PREND DES VACANCES

Même si le camping se pratique aujourd'hui dans des conditions nettement plus confortables que par le passé, il n'en reste pas moins que le bicarbonate peut avoir son utilité sous la toile de tente ou dans le mobil-home. Il n'est pas toxique pour l'environnement, ce qui est loin d'être le cas de bien d'autres produits d'entretien.

SACHETS DÉSODORISANTS

Prenez des petits carrés de mousseline ou des filtres à café en papier, remplissez-les de bicarbonate et fermez-les avec un lien. Vous n'aurez plus qu'à les disposer dans les malles, caisses, sacs ou chaussures. La porosité du matériau laisse toute son efficacité au bicarbonate. On peut enfin désodoriser glacières, bacs à glace, gourdes et Thermos en les mettant à tremper quelques minutes dans une solution d'eau et de bicarbonate avant

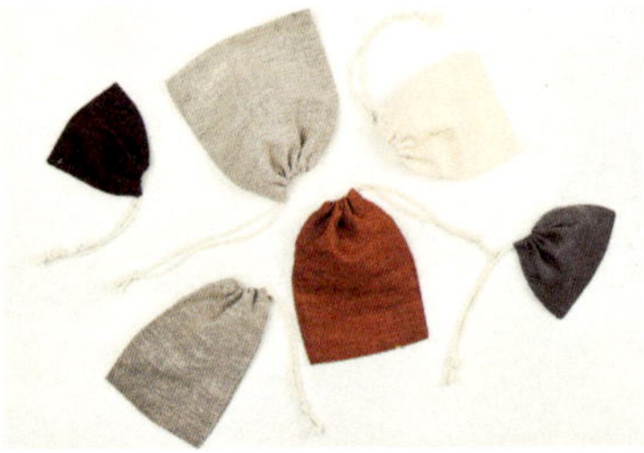

LA FORMULE TOUS USAGES SPÉCIAL VACANCES

INGRÉDIENTS : *savon de Marseille en paillettes, bicarbonate, huiles essentielles de citron et de lavande.*

Diluez 60 g de savon de Marseille bio en paillettes dans 2 litres d'eau. Chauffez à feu moyen en remuant jusqu'à ce que le mélange soit homogène. Laissez tiédir et ajoutez 1 cuillerée à soupe de bicarbonate, 5 gouttes d'huile essentielle de citron et autant de lavande. Versez dans un ancien bidon de lessive. Agitez bien avant chaque usage. Vous pouvez aussi laver assiettes et casseroles en utilisant uniquement du bicarbonate. Il suffit de laisser tremper la vaisselle dans une bassine avec une cuillerée à soupe de poudre, de frotter et de rincer – ajoutez-en sur l'éponge si besoin est. Il n'y aura pas de mousse, mais tout sera propre.

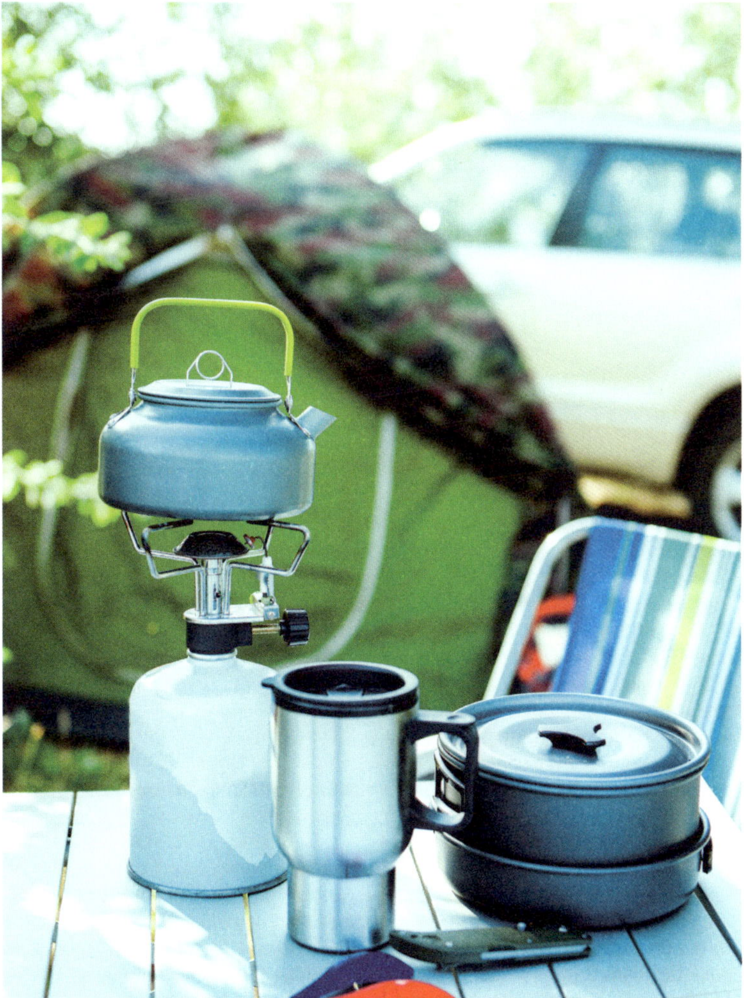

NOS COMPAGNONS DE TOUT POIL LUI DISENT « MERCI ! »

Notre poudre magique convient aussi aux animaux de compagnie. Employez de préférence du bicarbonate « alimentaire » pour le shampoing et les soins et réservez le « technique » pour le nettoyage.

DÉSODORISER LE PANIER EN PLASTIQUE DU CHIEN ET LA CAISSE DE LITIÈRE DU CHAT

INGRÉDIENTS : *bicarbonate, savon liquide, eau.*

Diluez 1/2 verre de bicarbonate et autant de savon liquide dans 5 litres d'eau chaude. Frottez bien.

Si le panier est en osier, aspirez-le ou brossez-le, puis mélangez 2 cuillerées à soupe de bicarbonate, autant de savon liquide et nettoyez avec une éponge bien essorée. Rincez et laissez sécher.

Les coussins et couvertures se lavent en machine.

Pour la caisse du chat, utilisez la première recette. Enfin, pour éviter les odeurs désagréables, tapissez le fond de la caisse d'une couche de bicarbonate avant de verser la litière propre ou mélangez 2 cuillerées à soupe au gravier.

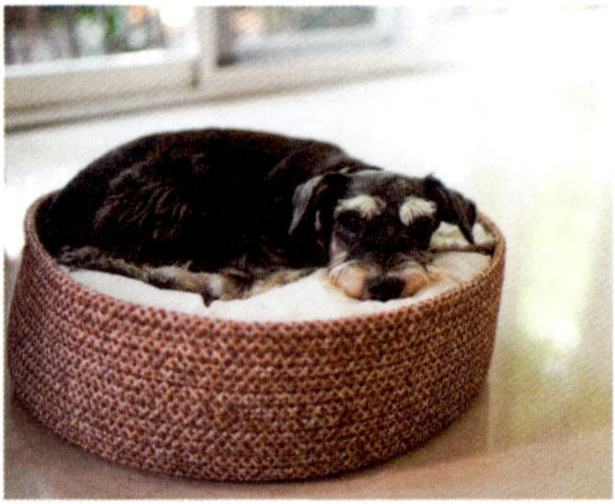

NETTOYER SACS, PANIERS DE TRANSPORT ET ACCESSOIRES

INGRÉDIENTS : *bicarbonate, vinaigre d'alcool.*

Pour les contenants en plastique, ôtez les traces les plus importantes avec une solution composée d'une cuillerée à soupe de bicarbonate et autant de vinaigre d'alcool, rincez avec une éponge et laissez sécher.

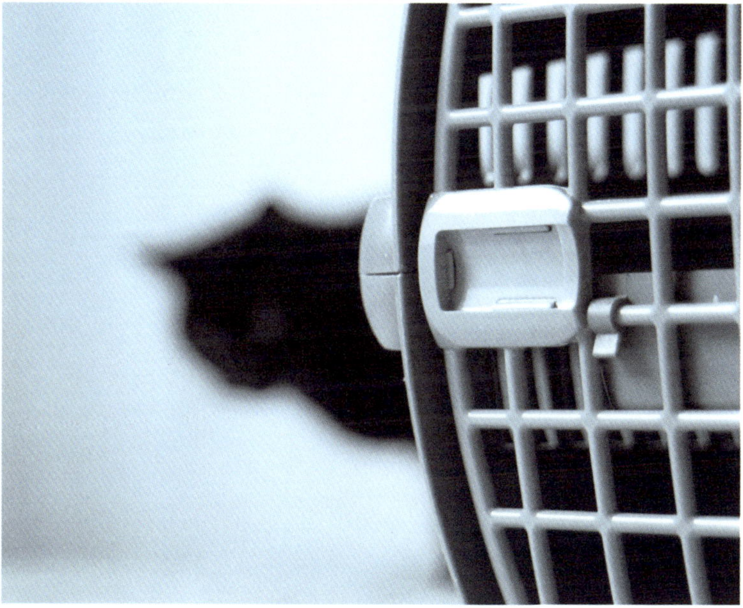

Si les odeurs n'ont pas complètement disparu, saupoudrez de bicarbonate, faites pénétrer, laissez agir une heure et aspirez.

Laisse, collier et jouets s'accommodent aussi d'un bon saupoudrage ou lavage au bicarbonate de temps en temps.

SHAMPOING SEC (ET MOUILLÉ) POUR SUPER TOUTOUS

Un chien sent souvent fort, mais on ne peut pas le laver souvent sans risquer de lui irriter la peau et de lui dessécher le poil. La solution : le saupoudrer de bicarbonate ! Évitez les yeux, la truffe et les éventuels bobos. La poudre éliminera les odeurs sans agresser la peau. Massez pour répartir et faire pénétrer, puis brossez bien.

Pour le bain, utilisez un shampoing adapté à votre animal et ajoutez 1 ou 2 cuillerées à soupe de bicarbonate dans la baignoire (selon la quantité d'eau). Poil souple et brillant garanti.

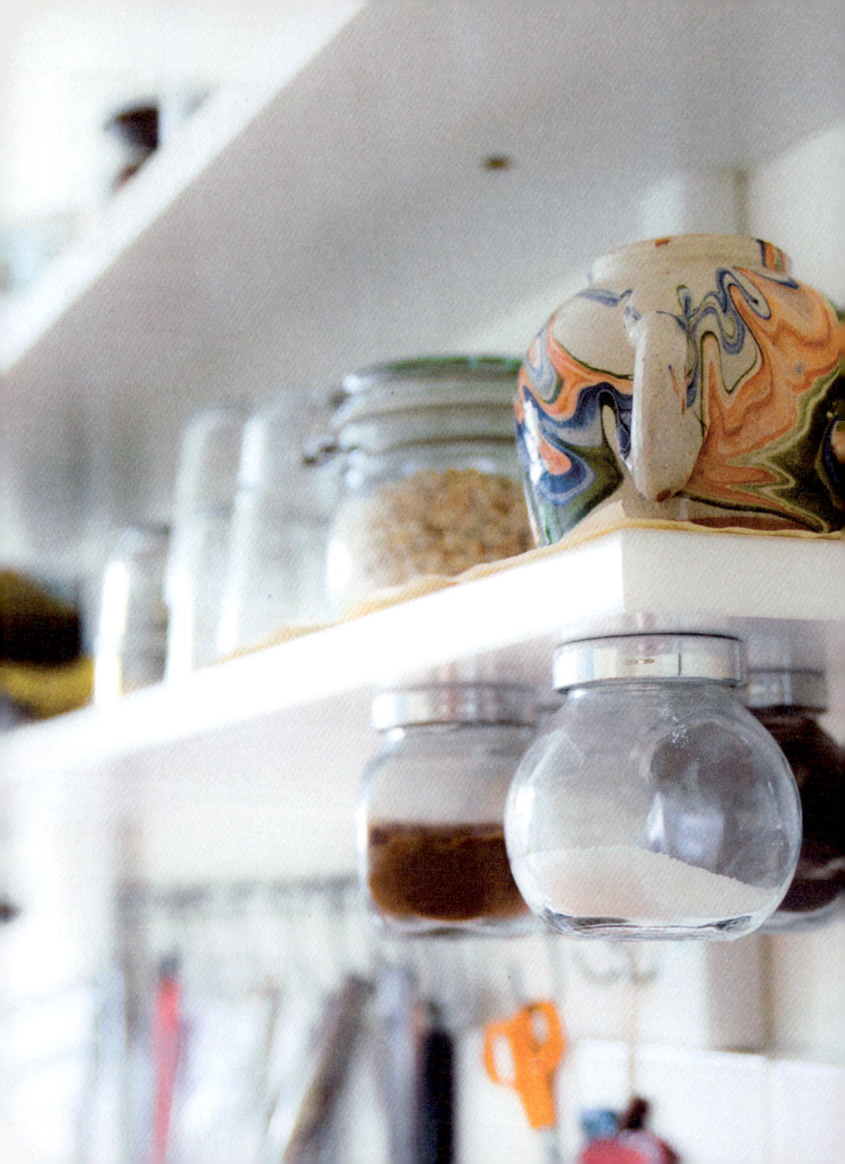

EN CUISINE

POUR LA PRÉPARATION DES LÉGUMES

Le bicarbonate a sa place en cuisine et pas seulement pour récurer le sol et l'évier. Il est aussi fort utile pour le nettoyage et la cuisson des fruits et légumes. Dans ce cas, on utilise du bicarbonate de qualité alimentaire.

NETTOYER LES FRUITS ET LES LÉGUMES

La question ne se pose évidemment pas quand on les épluche ou qu'on achète des produits bio. En revanche, même si les fruits et les légumes vous paraissent propres – c'est le cas de ceux qu'on trouve dans des barquettes ou sachets en grande surface – ils ont été soumis à des traitements phytosanitaires (pesticides, conservateurs et cires protectrices). Laissez tremper les légumes à feuilles, et ceux que vous n'épluchez pas, 5 à 10 minutes dans l'évier avec 2 cuillerées à soupe de bicarbonate et rincez-les. Faites de même pour les fruits à peau délicate non bio (cerises, fraises, raisins…).

Si vous voulez manger pêches, pommes ou poires sans les éplucher, vous pouvez aussi les frotter dans un torchon saupoudré de bicarbonate puis les rincer. Attention, toutefois, un trempage prolongé fait disparaître les vitamines hydrosolubles.

DES LÉGUMES ET LÉGUMINEUSES PLUS DIGESTES

Les légumineuses, comme les haricots secs, fèves, pois ou lentilles, sont réputés pour leurs bienfaits multiples et… leurs propriétés qui favorisent les flatulences. C'est aussi le cas de légumes comme les choux (de toutes sortes), les poireaux ou les navets. Pour les consommer sans s'inquiéter des conséquences, la solution est simple : il suffit d'ajouter une pincée de bicarbonate par litre d'eau en début de cuisson. En outre, la poudre à tout faire accélère la cuisson, attendrit les légumes et leur donne de belles couleurs. Enfin, dernière qualité et non des moindres, elle supprime les odeurs de cuisson désagréables.

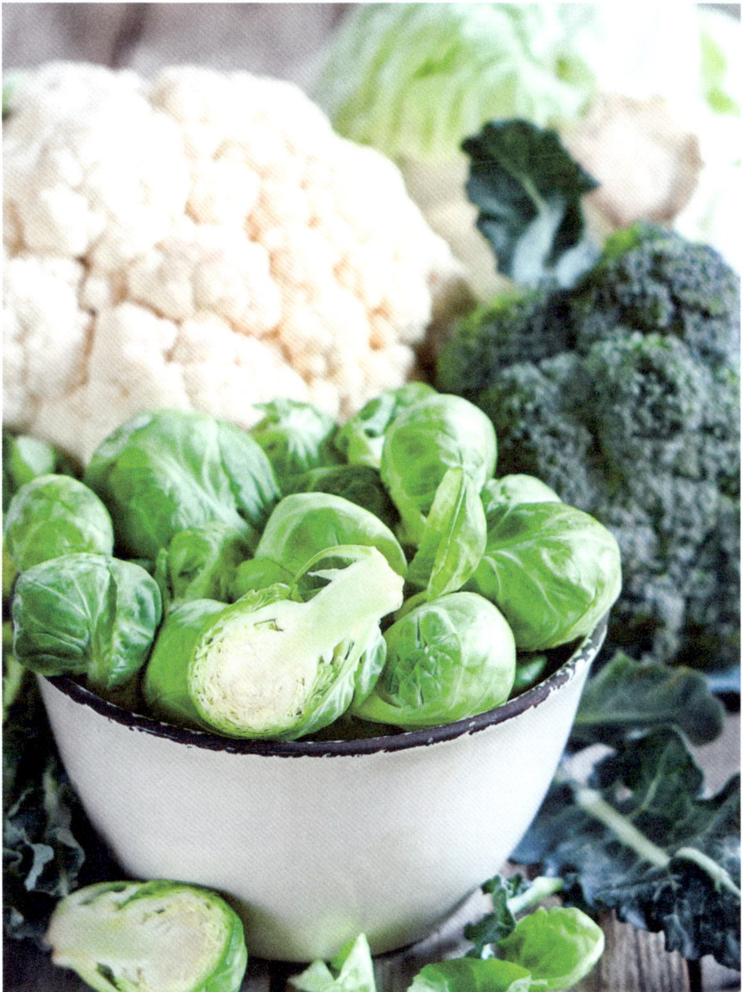

RECETTES POUR CUISINER LÉGUMES ET LÉGUMINEUSES

Voici deux idées de recettes à tester pour tous ceux qui ont parfois la digestion difficile.

SALADE DE LENTILLES AUX MAGRETS DE CANARD FUMÉS

Riches en fer et en magnésium, les lentilles offrent aussi un excellent apport en protéines.

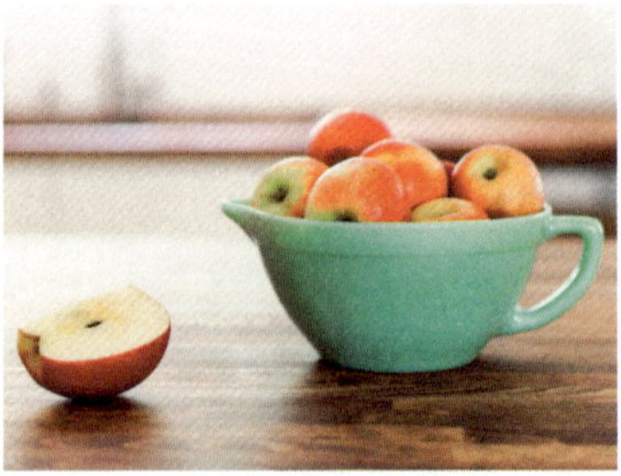

INGRÉDIENTS POUR 4 PERSONNES :
150 g de lentilles vertes du Puy, 1 gros oignon, 2 clous de girofle, 1 pincée de bicarbonate « alimentaire », sel, poivre du moulin, 2 pommes à chair croquante, 3 endives, 12 tranches de magret de canard fumé prétranché, 2 cuillerées à soupe d'huile de noix ou d'olive, 1 cuillerée de vinaigre balsamique, quelques graines germées d'alfalfa.

1. Faites cuire les lentilles à l'eau froide dans un grand volume d'eau.
2. Ajoutez l'oignon piqué de 2 clous de girofle, la pincée de bicarbonate, sel et poivre. Portez à ébullition et laissez cuire à feu doux pendant 20 à 25 minutes.
3. Lavez les pommes et coupez-les en dés, coupez les endives en rondelles. Mélangez dans un saladier pommes et endives.
4. Préparez à part la sauce avec l'huile et le vinaigre balsamique.
5. Quand les lentilles sont cuites, retirez l'oignon, égouttez-les et passez-les sous l'eau froide. Ajoutez-les aux pommes et aux endives, salez et poivrez.
6. Répartissez cette préparation dans des bols individuels, arrosez de vinaigrette, disposez les magrets sur le dessus et décorez de quelques graines germées.

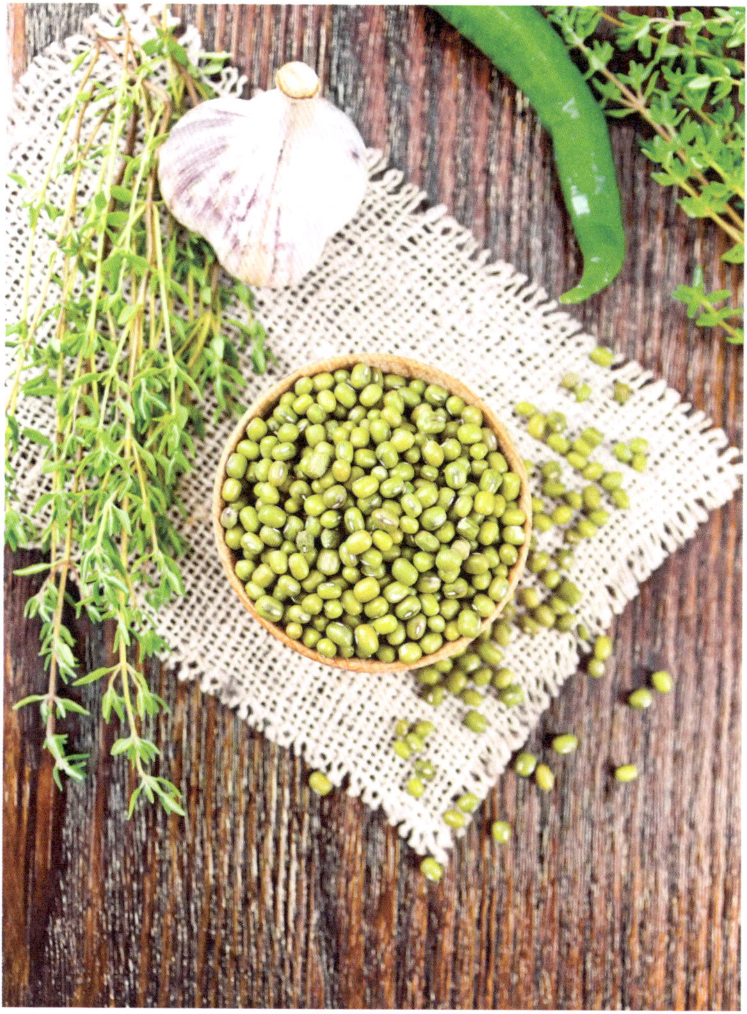

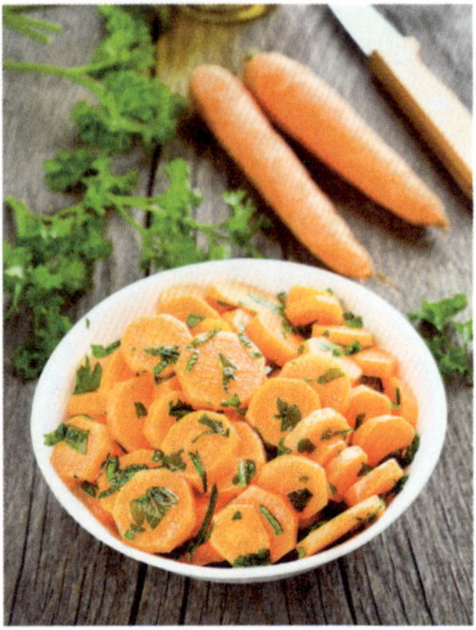

CAROTTES VICHY

Au XIXe siècle, dans la célèbre station thermale du Bourbonnais, on cherchait déjà à combiner les bienfaits de la carotte à ceux de l'eau bicarbonatée. Aujourd'hui, on sait que ce légume est riche en vitamines et en antioxydants ; cette recette facile et délicieuse est donc plus que jamais d'actualité.

INGRÉDIENTS POUR 4 PERSONNES :
600 g de petites carottes nouvelles, 50 g de beurre, 50 cl d'eau de Vichy St-Yorre ou 1/2 cuillerée à café de bicarbonate alimentaire dilué dans 50 cl d'eau, 1 cuillerée à café de sucre en poudre.

1. Grattez les carottes, rincez-les et coupez-les en rondelles.
2. Faites fondre doucement le beurre dans une sauteuse, ajoutez les carottes et remuez plusieurs fois avec une cuillère en bois pour bien les enrober de beurre.
3. Versez l'eau de Vichy (ou le bicarbonate) pour couvrir les carottes. Salez peu, car l'eau va s'évaporer, et poivrez. Laissez cuire 20 à 30 minutes à feu doux. En fin de cuisson, le liquide doit avoir disparu. Si les carottes sont encore fermes, rajoutez un peu d'eau et prolongez la cuisson jusqu'à ce qu'elles soient bien tendres.
4. Saupoudrez de sucre et laissez quelques instants sur le feu en remuant délicatement pour les faire dorer. Ajoutez quelques brins de persil avant de servir.

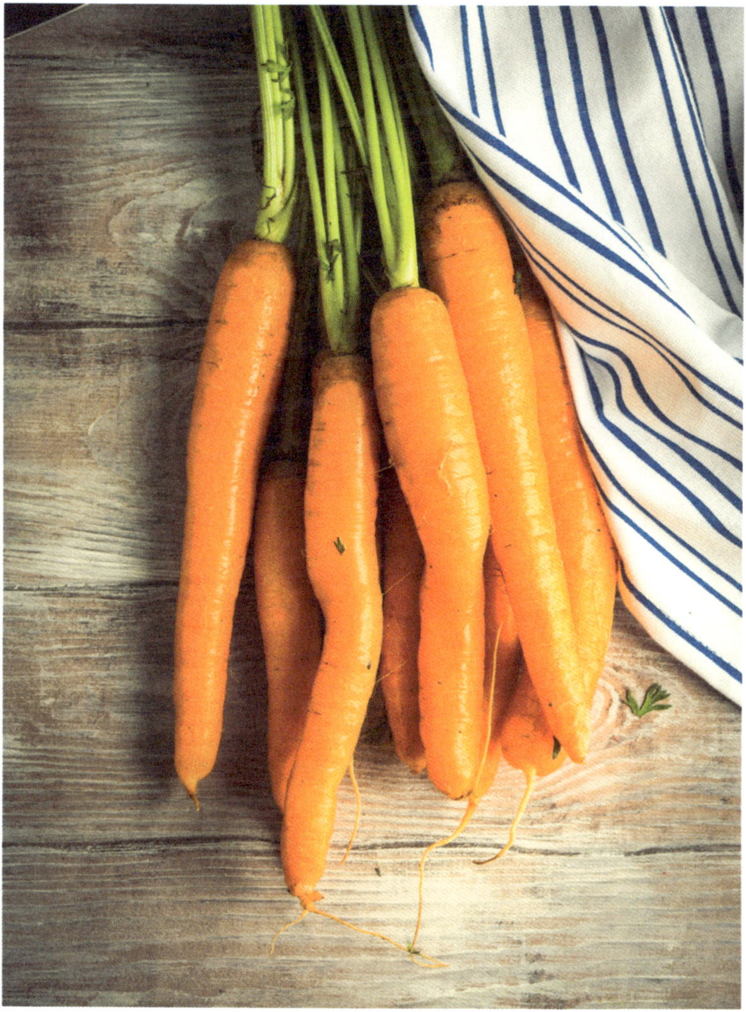

MOINS D'ACIDITÉ ET PLUS DE DOUCEUR

Une fois cuits, certains fruits et légumes libèrent une acidité plus ou moins supportable selon la sensibilité de chacun. Par réaction, nous avons tendance à forcer sur le sucre, ce qui masque le problème sans le supprimer. En revanche, les calories sont bien là ! Le bicarbonate peut neutraliser l'acidité, il permet de réduire l'apport en sucre et évite les brûlures d'estomac.

COMPOTES, GELÉES ET CONFITURES

Les agrumes ont la réputation d'être acides, mais ce ne sont pas les seuls. Selon leur degré de mûrissement, la saison, l'ensoleillement, la rhubarbe, les abricots, les fraises ou certaines prunes ne sont pas en reste une fois cuits. Pour remédier à cet inconvénient, on ajoutera une pincée de bicarbonate par kilo de fruits en cours de cuisson. Résultat : moins d'acidité, moins de sucre et des fruits qui gardent leur saveur.

Le bicarbonate permet aussi d'améliorer la consistance des gelées de fruits rouges et empêche que le sucre ne cristallise. On peut aussi en ajouter une pincée dans les conserves maison, ainsi que dans les salades de fruits frais.

Attention ! Ayez la main légère, car le bicarbonate a une saveur alcaline prononcée qui peut dénaturer le goût de vos préparations.

POUR DES TOMATES CUITES MOINS ACIDES

Même si la tomate est un fruit, on la mange en tant que légume ; tout comme l'oseille, elle révèle son acidité en cuisant. Pour l'atténuer, il suffit d'ajouter une pincée de bicarbonate en début de cuisson. Vous pouvez faire de même pour les sauces au vin blanc ou au citron, ainsi que pour certaines sauces et soupes en conserve (que les additifs et conservateurs acidifient).

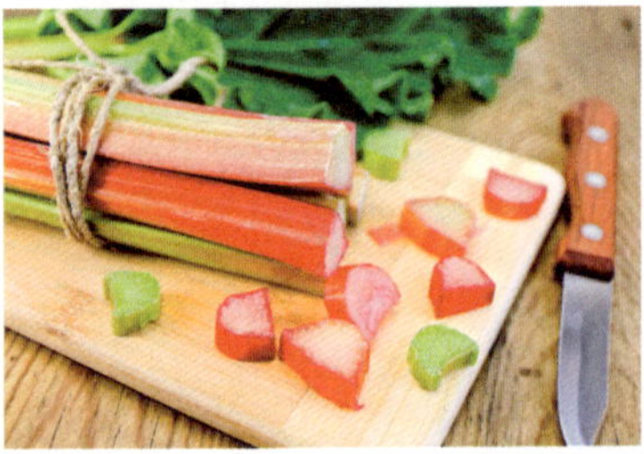

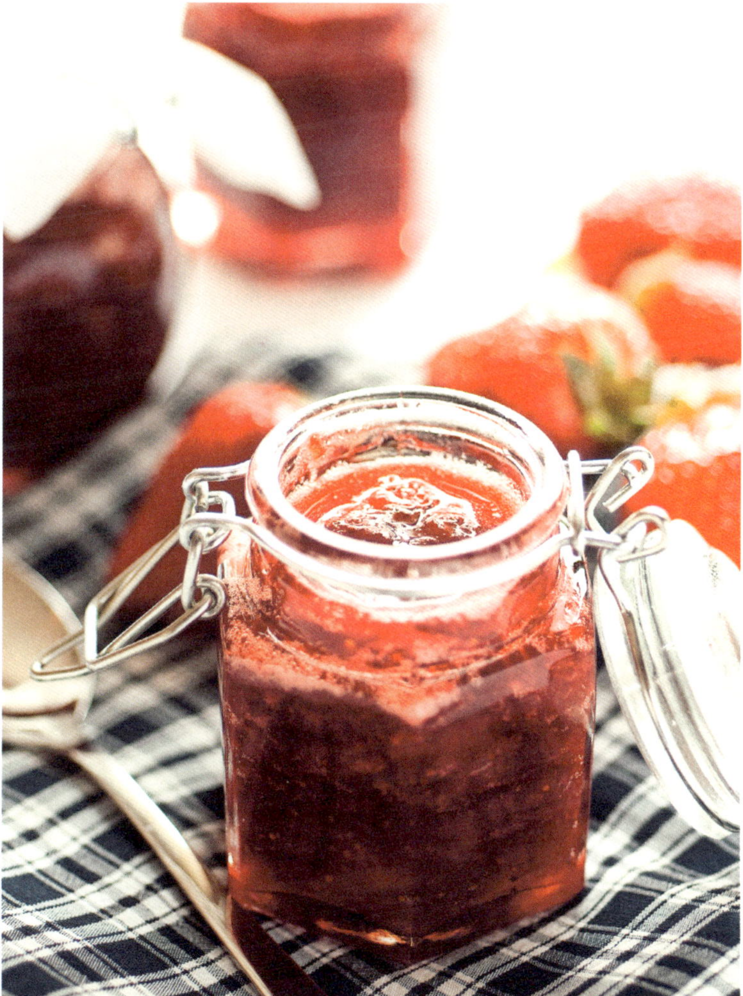

UNE PÂTISSERIE SANS LEVURE

Pour faire gonfler la pâte, il faut de la levure – même si beaucoup de gâteaux n'en ont pas besoin. Le bicarbonate peut-il en tenir lieu ? Certainement, mais il faut savoir que dans le petit monde des agents levants, il y a levain naturel et levure chimique ! Le levain est vivant, il est composé de micro-organismes qui, une fois exposés à l'air et à la chaleur, fermentent et font lentement lever la pâte. On peut cultiver soi-même ces ferments – en mélangeant de la farine et de l'eau – ou acheter de la levure boulangère fraîche, en cube compressé, ou déshydratée. Elle sert à fabriquer la pâte à pain, à pizza ou à brioche… Ni la levure chimique ni le bicarbonate ne contiennent d'organismes vivants, mais ils font lever la pâte rapidement, sans temps de pause, à la seule chaleur du four.

La levure chimique sert essentiellement à confectionner gâteaux et pâtisseries. La pâte ne lève pas grâce à la fermentation produite par des bactéries, mais à la suite d'une réaction chimique de type acide-base. Ce produit est composé de bicarbonate ou de phosphates (base), de crème de tartre (acide) et de fécule ou d'amidon pour stabiliser le mélange. Au contact d'un élément humide et de la chaleur, bicarbonate et crème de tartre libèrent des bulles de dioxyde de carbone qui aèrent la pâte et la font gonfler. Le gâteau ne lève pas avant mais pendant la cuisson.

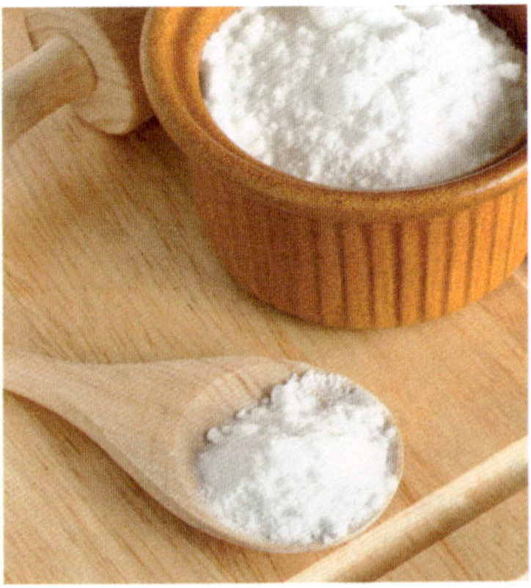

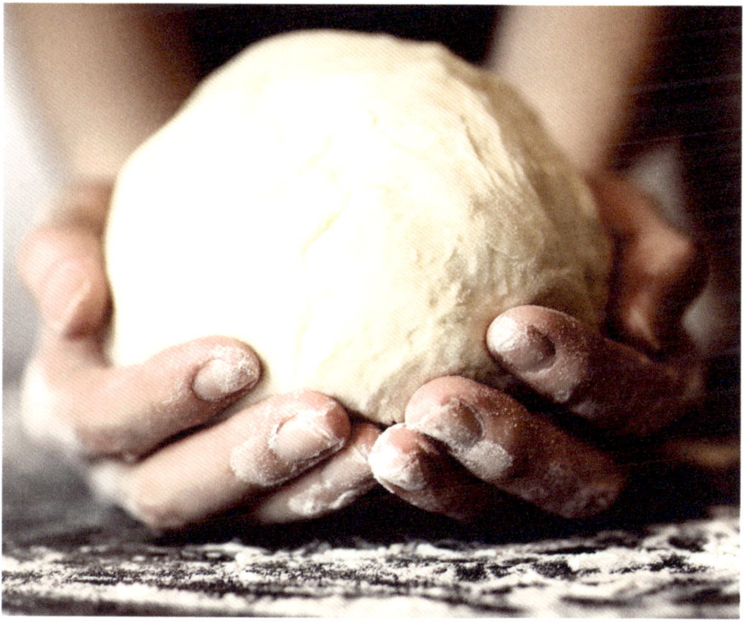

RECETTE DE LEVURE MAISON N°1

INGRÉDIENTS : *bicarbonate, tartre, fécule de maïs.*

Mélangez 1 cuillerée à café de bicarbonate, 1 cuillerée à soupe de crème de tartre (en pharmacie ou sur internet) et 1 cuillerée à soupe de fécule de maïs. Cette levure maison a un inconvénient : elle ne se conserve pas aussi longtemps que les produits du commerce.

RECETTE DE LEVURE MAISON N°2

INGRÉDIENTS : *bicarbonate, jus de citron, lait.*

Mélangez 1/2 cuillerée à café de bicarbonate, 1 cuillerée à café de jus de citron et 15 cl de lait.

Attention, cette fois préparation est à utiliser très rapidement !

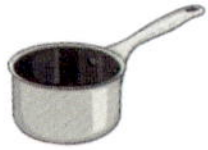

DES RECETTES GONFLÉES

On ne peut pas employer le bicarbonate dans n'importe quelle recette. Il faut que la préparation comporte un ingrédient acide en quantité suffisante pour que la réaction levante ait lieu. Ce peut être du lait frais ou fermenté, du yaourt, du miel, de la cassonade ou du citron. On peut aussi utiliser levure chimique et bicarbonate ensemble pour conjuguer gonflant et digestibilité. Attention, soyez économe en bicarbonate, car, en trop grosse quantité, cette poudre alcaline risquerait de donner un arrière-goût désagréable à vos pâtisseries.

LE IRISH SODA BREAD

Ce pain irlandais au bicarbonate a été inventé au milieu du XIXe siècle. L'emploi de cette poudre, nouvellement synthétisée, à la place du traditionnel levain permettait de donner du gonflant aux farines de mauvaise qualité utilisées en Irlande.

INGRÉDIENTS : *560 g de farine de blé complet, 1 cuillerée à café de bicarbonate « alimentaire », 1/2 cuillerée à café de sel, 50 cl de lait fermenté (lait ribot ou lait caillé au jus de citron).*

1. Versez farine, bicarbonate et sel dans un saladier de taille moyenne et mélangez bien avec une fourchette.

2. Ajoutez le lait fermenté, pétrissez vigoureusement jusqu'à ce que la pâte soit bien homogène.

3. Posez la pâte sur un plan de travail fariné et pétrissez doucement pendant une minute. Ne la travaillez pas trop car elle doit rester souple et élastique.

4. Farinez une plaque de cuisson ou beurrez un moule à tarte. Formez une boule de 12 à 15 cm de diamètre que vous placerez sur la plaque ou le moule. Avec un couteau, tracez une croix profonde d'un bon centimètre.

5. Humectez la surface de la miche et enfournez à 190 °C (therm. 7) pour 45 à 50 minutes. Le pain est cuit quand il est bien gonflé et que la lame d'un couteau plongée au centre en ressort sèche.

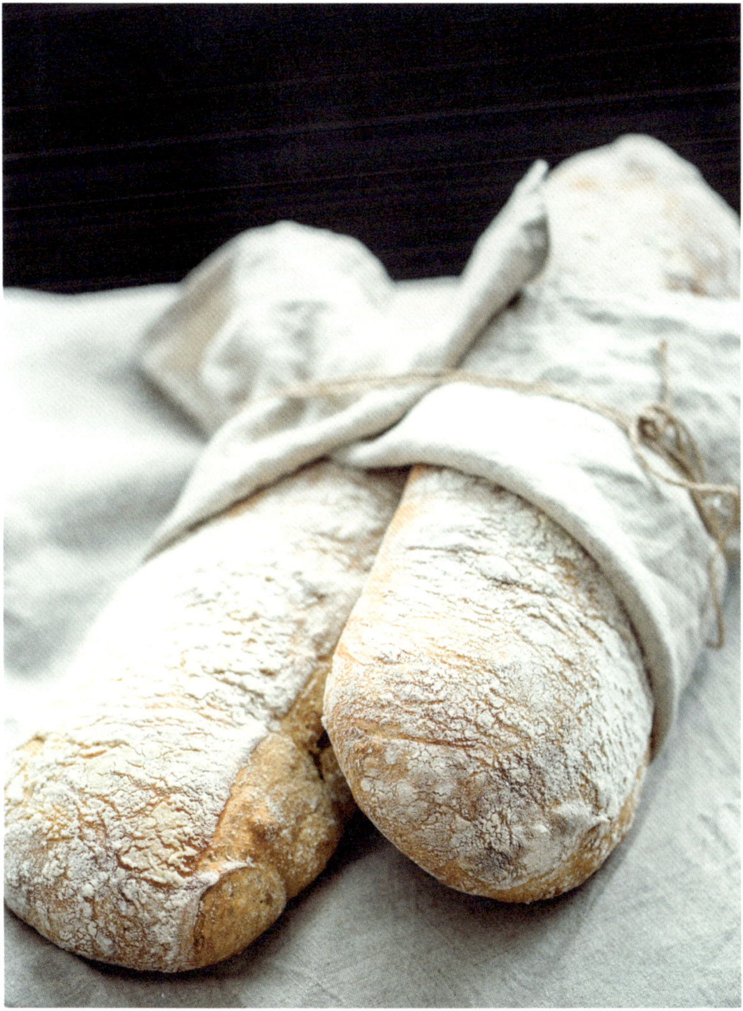

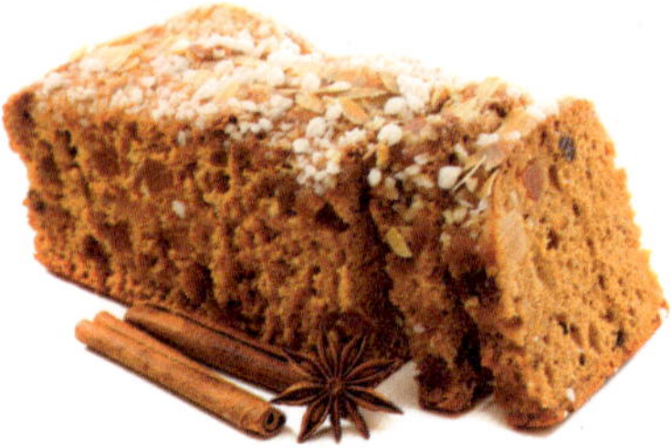

LE PAIN D'ÉPICE

INGRÉDIENTS POUR 6 PERSONNES :
10 cl de lait, 200 g de miel très parfumé, 80 g de sucre en poudre, 2 jaunes d'œufs, 1 cuillerée à café de bicarbonate « alimentaire », 300 g de farine, 2 cuillerées à soupe de jus de citron, 100 g de fruits confits hachés, 1 cuillerée à café de cannelle en poudre, 20 g de beurre.

1. Versez le lait, le miel et le sucre dans une petite casserole. Faites chauffer à feu doux en remuant.
2. Battez les jaunes d'œufs dans un bol et mélangez-y la moitié du lait au miel. Ajoutez le bicarbonate, le reste du lait au miel et mélangez.
3. Préchauffez le four à 180 °C (therm. 6).
4. Tamisez la farine dans un grand saladier. Ajoutez peu à peu en alternant les ingrédients, la préparation précédente, les 2 cuillerées à soupe de jus de citron, les fruits confits et la cannelle. Fouettez cette pâte pendant 10 minutes environ.
5. Beurrez un moule à cake et chemisez-le de papier sulfurisé. Versez-y la pâte et faites cuire 1 heure au four. Démoulez et laissez refroidir sur une grille. Attendez au moins 24 heures avant de consommer.

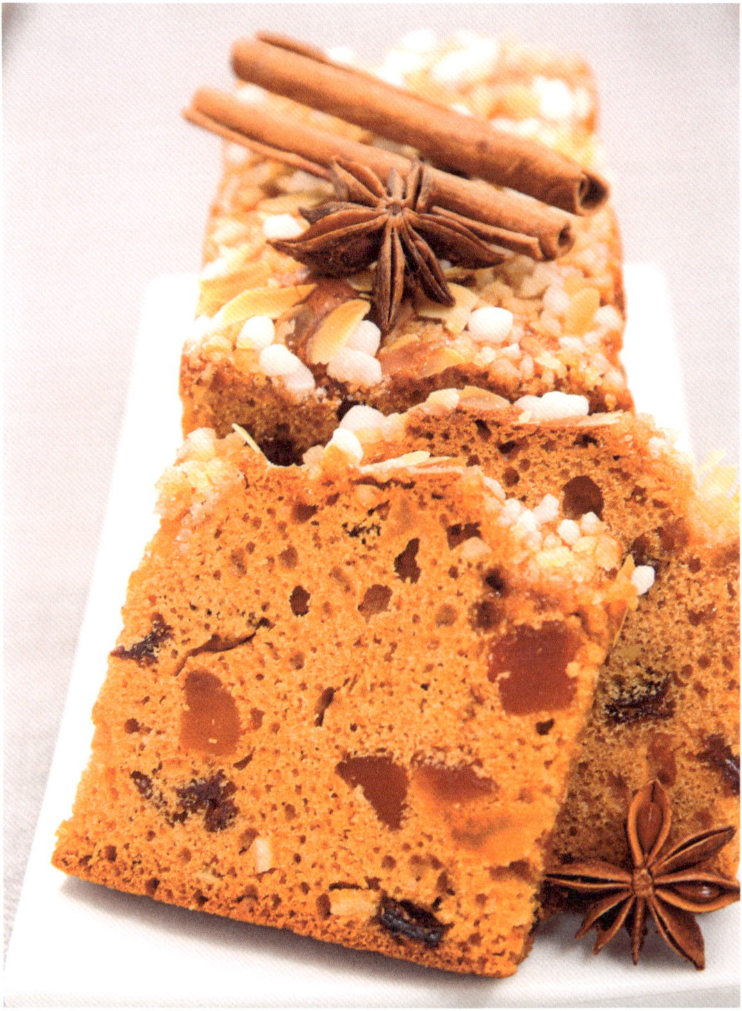

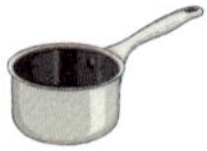

DES BOISSONS QUI PÉTILLENT

Le bicarbonate ne s'avale pas seulement dilué dans un verre d'eau tiède. Il peut faire pétiller les jus de fruits et il est aussi naturellement présent dans certaines eaux minérales gazeuses.

DES EAUX DIGESTIVES

Les eaux les plus riches en bicarbonate sont, sans conteste, celles de Vichy. La station thermale est réputée pour les vertus thérapeutiques de ses sources depuis l'époque gallo-romaine. L'eau de Vichy St-Yorre contient 4 636 mg de bicarbonate par litre et celle de Vichy Célestins, 2 989 mg. Avant l'apparition de médicaments plus sophistiqués pour soulager les digestions difficiles, elles étaient d'ailleurs vendues en pharmacie. On les trouve aujourd'hui dans tous les supermarchés, mais elles revendiquent toujours de nombreux bienfaits en termes de santé.

Outre son action régulatrice sur l'acidité de l'estomac, le bicarbonate améliorerait l'hydratation du corps. Il permettrait aussi une meilleure récupération après l'effort sportif en éliminant l'acide lactique sécrété par les muscles au travail. Quoi qu'il en soit, il est préférable de ne pas consommer trop souvent ces eaux très riches en bicarbonate (ou en autres minéraux d'ailleurs).

SODA FAIT MAISON

Soda… le nom vous dit quelque chose ? En fait, c'est l'abréviation de *soda water*, terme qui désignait, dans l'Angleterre du XIXe siècle, une eau gazeuse ou un sirop pétillant à base d'eau bicarbonatée !

INGRÉDIENTS : *bicarbonate, jus de fruit.*

Diluiez une bonne cuillerée à café de bicarbonate « alimentaire » par litre de jus de fruit (citron, orange, pamplemousse…) ou une pincée par verre. C'est l'acidité naturelle des fruits qui provoque cette réaction « explosive ». Préférez les jus maison, sans additifs et moins sucrés que ceux du commerce.

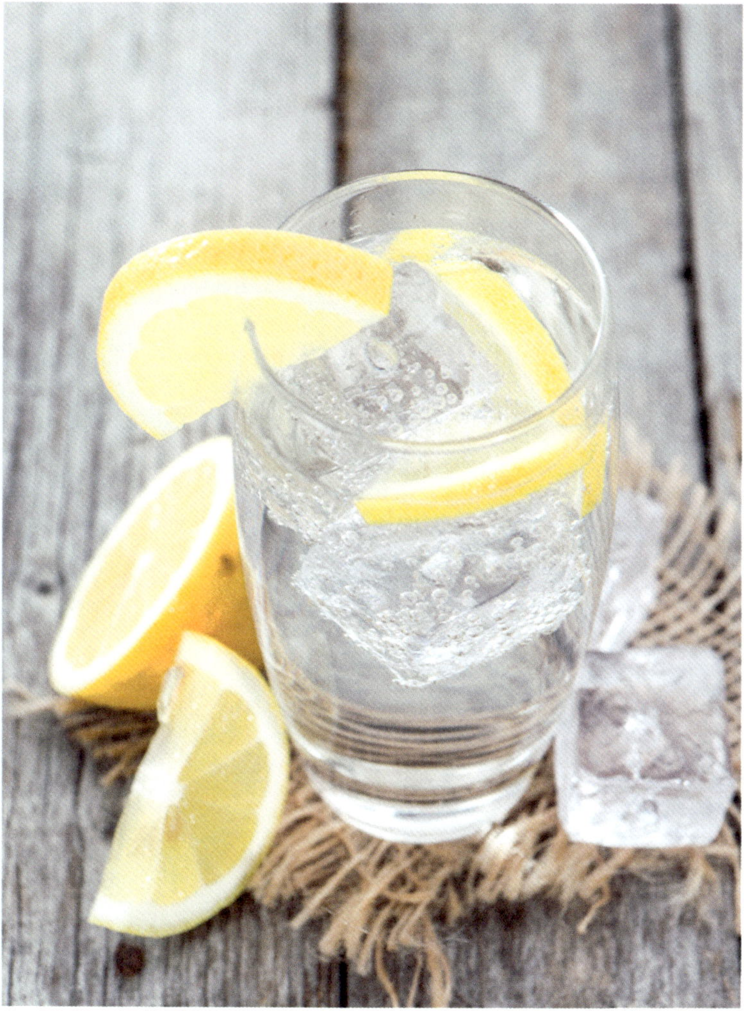

QUELQUES TRUCS DE CUISINIER

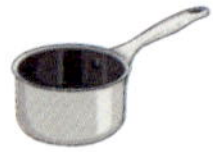

Antiacide, anti-odeur, agent levant… Le bicarbonate « alimentaire », possède déjà bien des atouts dans le domaine culinaire, mais il a d'autres qualités encore.

OMELETTES LÉGÈRES ET PURÉES ONCTUEUSES

Pour des omelettes légères et mousseuses, battez 3 œufs avec une pincée de bicarbonate, un peu de lait (pour la réaction acide base), du sel et du poivre, une noisette de beurre et… vous n'avez plus qu'à faire chauffer la poêle !

Pour une purée de pomme de terre onctueuse et aérienne, ajoutez un peu de bicarbonate après avoir versé le lait.

DES BLANCS PLUS AÉRIENS

Pour monter plus rapidement les œufs en neige, n'hésitez pas à ajouter une pincée de bicarbonate sur les blancs avant de les fouetter. Vos îles flottantes n'en seront que plus fermes et gonflées.

POUR ATTENDRIR UNE VIANDE UN PEU DURE

Tout dépend du mode de cuisson que vous avez prévu pour votre pièce de viande (bouillie, rôtie, poêlée, grillée ou mijotée en cocotte). Pour la viande bouillie, ajoutez une cuillerée à café de poudre par litre d'eau en début de cuisson. Pour les steaks grillés, les rôtis ou les ragoûts, frottez les morceaux avec du bicarbonate, laissez reposer quelques heures au réfrigérateur, rincez bien et essuyez avant de mettre à cuire.

Et pour faire croustiller la peau d'un poulet ou la graisse qui entoure les côtes de porc, saupoudrez d'un peu de bicarbonate avant la cuisson.

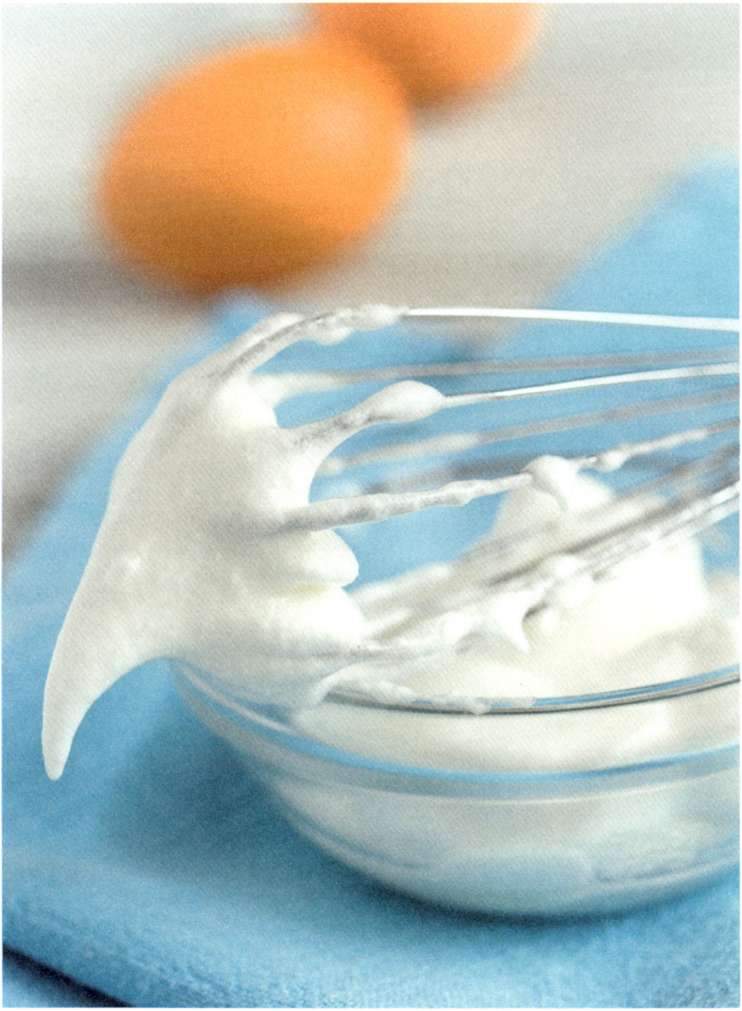

OPÉRATION « MAINS PROPRES »

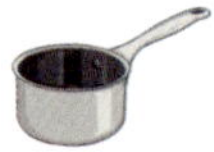

Certaines taches sont plus résistantes que d'autres et les savons ordinaires n'en viennent pas toujours à bout. Bricoleurs et jardiniers en savent quelque chose. Et puis il y a toutes ces odeurs (ail, oignon, essence, peinture…) dont on a un mal fou à se débarrasser. Le bicarbonate, on l'aura deviné, peut alors se révéler un allié précieux.

UN SAVON QUI LAVE MIEUX

Quand on se lave les mains après avoir bricolé, jardiné ou épluché des oignons, le savon doit dissoudre une saleté incrustée et supprimer des odeurs tenaces. Le bicarbonate peut alors renforcer l'action du savon et neutraliser les odeurs. De plus, ses grains microscopiques agissent comme une pierre ponce. Il suffit de se mouiller les mains, de les saupoudrer de bicarbonate et de savonner normalement. Recommencez s'il reste des traces.

POUR SE DÉBARRASSER DU CAMBOUIS

INGRÉDIENTS : *bicarbonate, vinaigre d'alcool.*

Il existe bien sûr des produits professionnels, mais les mécaniciens amateurs peuvent utiliser une méthode tout aussi efficace et moins coûteuse. Humidifiez vos mains et frottez-les avec une pâte composée à parts égales de bicarbonate et de vinaigre d'alcool. Vous éliminerez la saleté et les odeurs d'essence, quant au parfum de vinaigre, il disparaîtra très rapidement. Rincez à l'eau tiède.

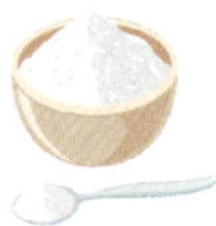

BON À SAVOIR

Pour vous laver et vous désodoriser facilement les mains dans la cuisine, diluez 1 cuillerée à café de bicarbonate dans le flacon de savon liquide que vous laissez près de l'évier.

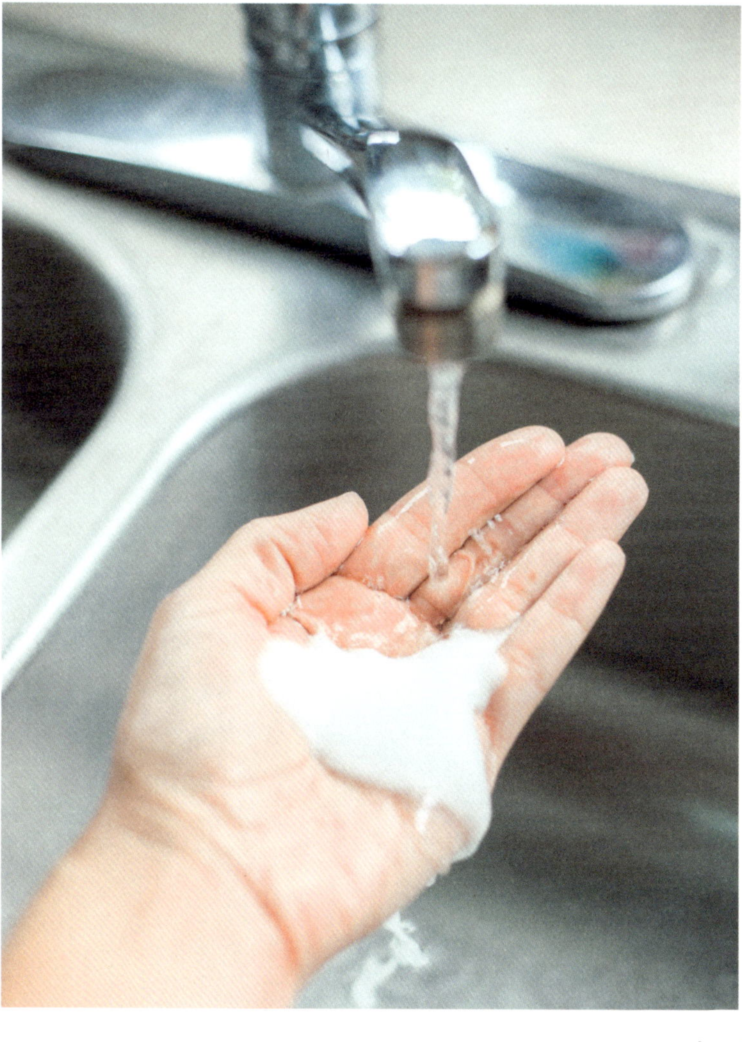

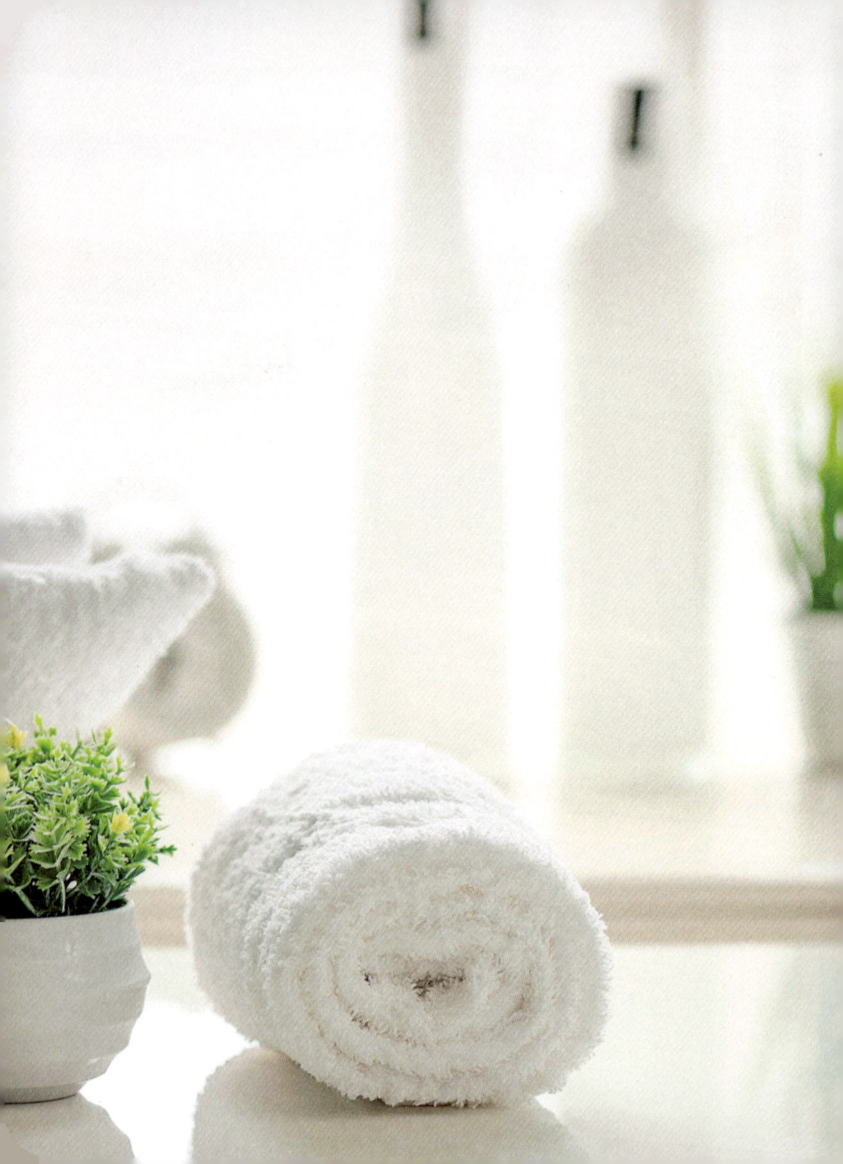

LES SOINS DU CORPS

DES BAINS DÉTENTE

Dilué dans le bain, le bicarbonate a bien des qualités : il adoucit la peau, détend les muscles, neutralise le calcaire de l'eau et augmente le pouvoir lavant du savon. Attention, ayez la main légère ! Il est inutile de mettre trop de bicarbonate dans un bain. Vous renforcerez peut-être son action anticalcaire, mais aussi l'alcalinité de l'eau et le pouvoir détergent du savon, ce qui risque de vous dessécher et irriter la peau, surtout si elle est sensible.

LE BAIN DÉCONTRACTANT

INGRÉDIENTS : *bicarbonate, gros sel marin, eau.*

Redoublez les effets bénéfiques d'un bain chaud en ajoutant à l'eau 1 cuillerée à soupe de bicarbonate « alimentaire » et 2 cuillerées à soupe de gros sel de mer. Remuez bien et plongez-vous dans cette eau enrichie pendant une vingtaine de minutes. L'effet décontractant est immédiat et durable.

DES BAINS RELAXANTS PARFUMÉS

Si vous souhaitez une séance d'hydrothérapie plus raffinée, optez pour l'ajout d'huiles essentielles dont l'action sera renforcée par le bicarbonate.

LE BAIN ANTI-COURBATURES

INGRÉDIENTS : *bicarbonate, eau, lait, huile de noyau d'abricot, huiles essentielles de lavande, romarin et genévrier.*

Diluez 2 cuillerées à soupe de bicarbonate sous le robinet de la baignoire ; juste avant de vous plonger dans l'eau, remplissez un bol de lait (il améliore la dilution des huiles dans l'eau), ajoutez 1/2 cuillerée à café d'huile de noyau d'abricot, d'amande douce ou de germe de blé et 10 gouttes de chacune des huiles essentielles suivantes : lavande fine, romarin et genévrier. Mélangez bien et versez dans le bain. N'effectuez pas cette préparation à l'avance si vous voulez conserver tout le parfum et le bénéfice de ces huiles.

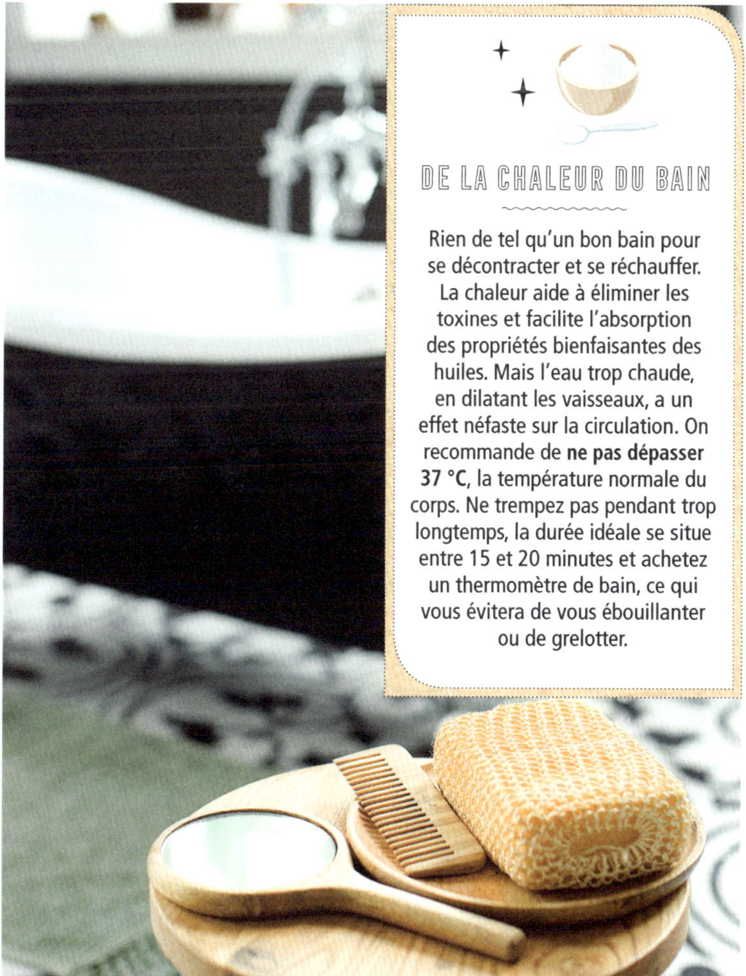

DE LA CHALEUR DU BAIN

Rien de tel qu'un bon bain pour se décontracter et se réchauffer. La chaleur aide à éliminer les toxines et facilite l'absorption des propriétés bienfaisantes des huiles. Mais l'eau trop chaude, en dilatant les vaisseaux, a un effet néfaste sur la circulation. On recommande de **ne pas dépasser 37 °C**, la température normale du corps. Ne trempez pas pendant trop longtemps, la durée idéale se situe entre 15 et 20 minutes et achetez un thermomètre de bain, ce qui vous évitera de vous ébouillanter ou de grelotter.

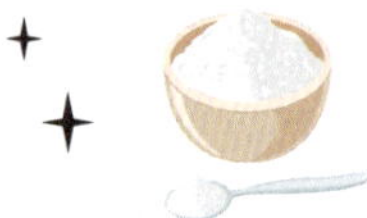

BAIN TONIFIANT ET ANTI-DÉPRIME

INGRÉDIENTS : *2 cuillerées à soupe de bicarbonate, 3 cuillerées à soupe de gros sel de mer, 1 cuillerée à café d'huile de germe de blé et 8 à 10 gouttes de chacune des huiles essentielles suivantes diluées dans un bol de lait : cyprès ou romarin (tonique et régénérant du système veineux superficiel), géranium (calme la tension nerveuse, adoucit et régénère la peau), mandarine (équilibrante, revitalisante et tonique). Si vous utilisez du lait en poudre ou concentré, mélangez-le à la quantité d'eau préconisée sur le mode d'emploi.*

Diluez bien le bicarbonate et le sel et ajoutez les huiles essentielles au dernier moment. Une fois entré dans le bain, détendez-vous en respirant le parfum des huiles, aussi bénéfiques par leurs effluves que par leur contact. Ensuite, frictionnez-vous de bas en haut avec un gant de crin traditionnel (souvent en fibres végétales, malgré le nom) ou synthétique. Ne restez pas plus de 20 minutes et terminez par un rinçage sous la douche. Pris le matin, ce bain détoxifiant et tonifiant vous mettra en forme pour toute la journée.

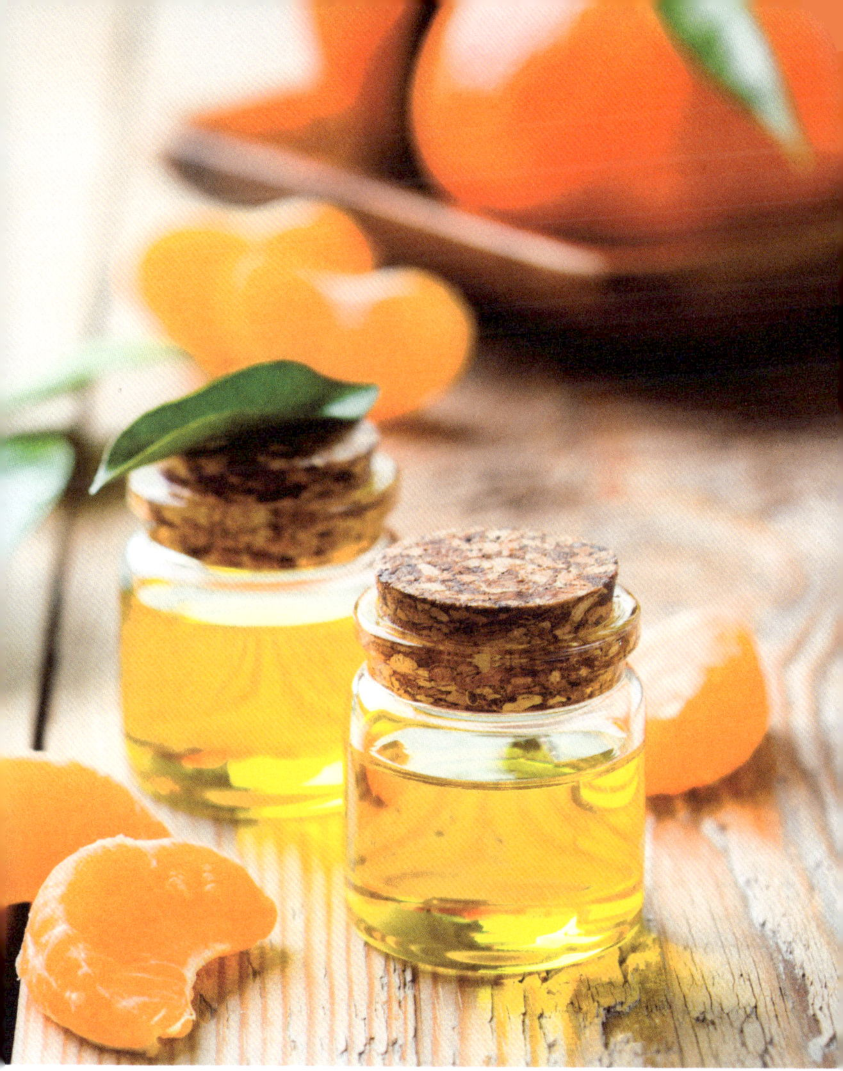

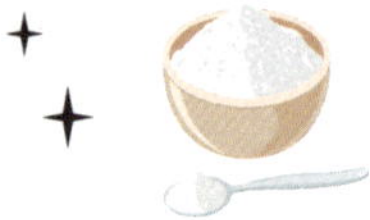

BAIN BELLE PEAU

INGRÉDIENTS : *2 cuillerées à soupe de bicarbonate, 2 cuillerées à soupe de gros sel de mer, 1/2 litre de lait entier, 1 cuillerée à café d'huile d'amande douce ou d'huile de germe de blé (plus nourrissante) et 8 gouttes de chacune des huiles essentielles suivantes : lavande fine (calmante et cicatrisante), géranium (tonifie et régénère), palmarosa (bénéfique pour tous les problèmes de peau).*

Diluez le bicarbonate et le sel au début du bain, ajoutez les huiles essentielles au dernier moment. Imprégnez-vous des parfums et des propriétés des huiles avant de vous laver. Pour un gommage tout en légèreté, utilisez un gant de toilette humide dans lequel vous aurez glissé une poignée de gros sel.

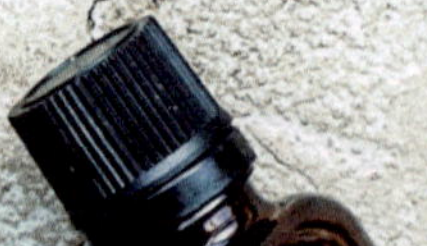

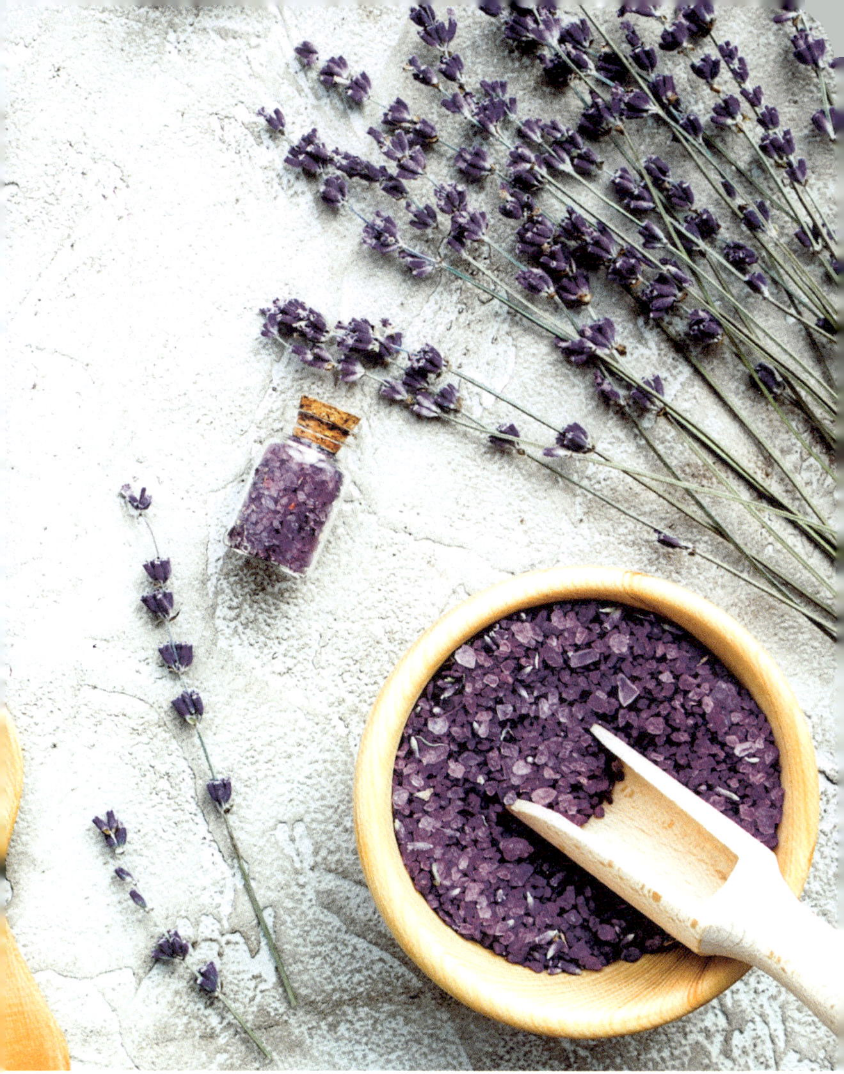

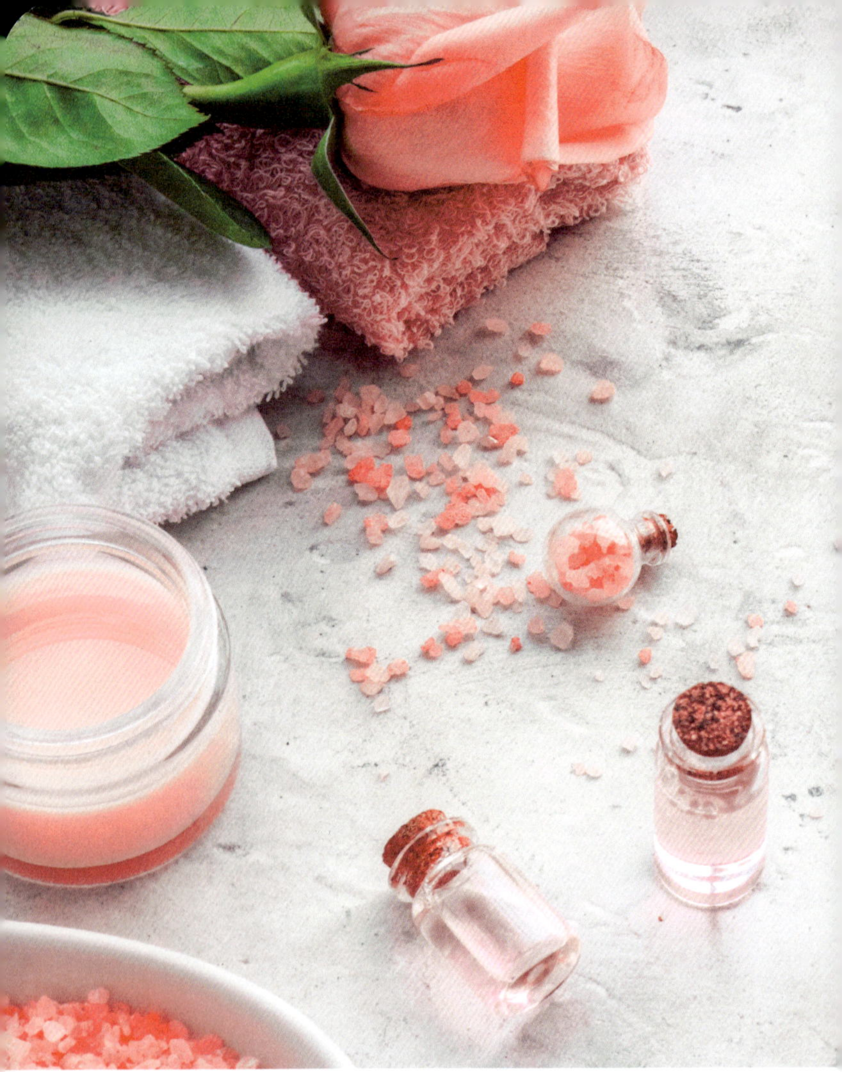

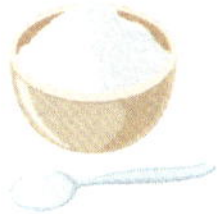

BAIN PARFUMÉ D'AUTREFOIS

INGRÉDIENTS : *100 g de bicarbonate, 200 g d'amidon de blé (en pharmacie), 80 g d'huile d'amande douce, essence de rose ou huile essentielle de votre choix.*

Mélangez le bicarbonate, l'amidon, l'huile et 8 gouttes d'essence de rose ou d'huile essentielle pour obtenir une pâte homogène. Conservez dans un flacon hermétique en verre. Diluez 4 cuillerées à café dans l'eau du bain.

DES BAINS POUR LES PIEDS ET LES MAINS

Malmenés dans les chaussures, nos pieds nous soutiennent et méritent un traitement de faveur ! Quant aux mains, n'oubliez pas de les hydrater régulièrement et de leur offrir de temps en temps un petit gommage.

POUR UN BAIN DE PIEDS RELAXANT

INGRÉDIENTS : *bicarbonate, eau tiède, huile essentielle de lavande.*

Dans une bassine de 4 ou 5 litres d'eau tiède, diluez 1 cuillerée à soupe de bicarbonate et 4 gouttes d'huile essentielle de lavande. Lavez vos pieds avant de les plonger dans l'eau et laissez-les tremper pendant 15 à 20 minutes. Profitez-en pour éliminer les callosités avec une pierre ponce ou un peu de pâte de bicarbonate. Essuyez-vous bien, surtout entre les orteils (le repaire favori des champignons) et vous repartirez du bon pied !

POUR UN BAIN DE PIEDS TONIQUE

INGRÉDIENTS : *bicarbonate, eau tiède, huile d'olive, huiles essentielles de cyprès et de citron, vinaigre d'alcool.*

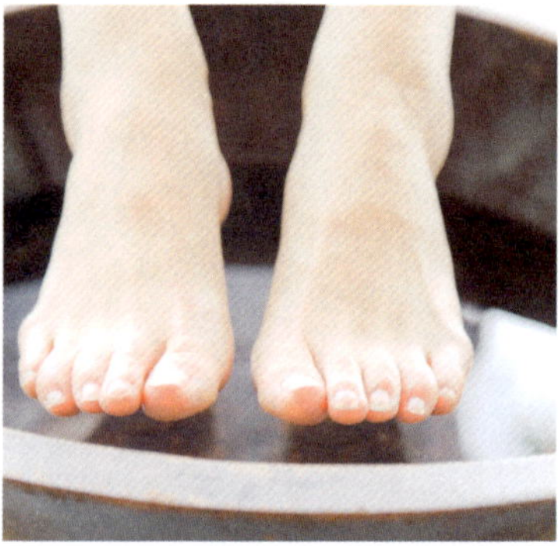

Dans une bassine d'eau tiède, versez 1 cuillerée à soupe d'huile d'olive, 5 gouttes d'huile essentielle de cyprès et 5 gouttes d'huile essentielle de citron, 1 verre de vinaigre d'alcool ou de cidre et 1 cuillerée à soupe de bicarbonate. Lavez vos pieds avant de les plonger dans la bassine, en les remuant pour bien mélanger. Cette préparation effervescente active la circulation sanguine et soulage jambes lourdes et pieds gonflés.

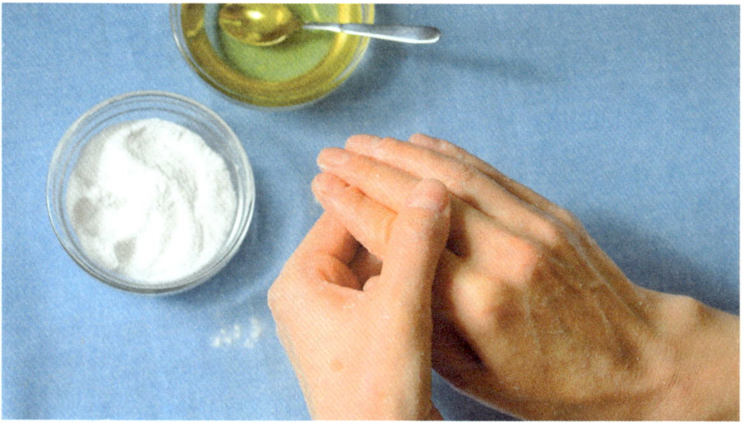

POUR DÉFATIGUER LES MAINS OU LES PRÉPARER À UNE MANUCURE

Les mains comme les pieds peuvent souffrir d'une mauvaise circulation, être gonflées et douloureuses du fait de travaux répétitifs ou de l'exposition à la chaleur. La recette précédente convient parfaitement.

Si vous souhaitez simplement adoucir la peau et préparer vos ongles avant de les mettre en beauté, laissez tremper vos mains pendant 10 minutes dans une eau tiède additionnée de 1 cuillerée à soupe de bicarbonate et de 1 cuillerée à café d'huile d'olive ou d'huile de germe de blé.

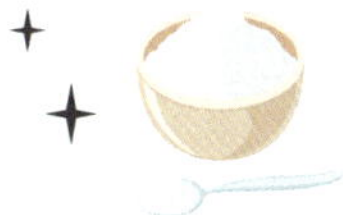

UN GOMMAGE DOUX POUR DES MAINS DOUCES

Une idée pour éliminer les cellules mortes : frottez vos mains encore humides, comme si vous vous les laviez, avec une pâte composée à parts égales de bicarbonate et d'huile d'olive ; insistez sur les éventuelles callosités, rincez-les à l'eau tiède et essuyez. Douceur assurée !

FAIRE PEAU NEUVE

Le gommage, vous connaissez bien sûr ! Il s'agit de faire disparaître les cellules mortes et les impuretés qui s'accumulent sur la peau et résistent aux nettoyages quotidiens. Cette pratique a de multiples avantages : elle active la microcirculation, accélère l'élimination des cellules cornées et stimule l'épiderme. Pourquoi pratiquer ce soin avec du bicarbonate ? Parce que ses minuscules cristaux agissent comme un exfoliant et qu'il stoppe le développement des bactéries responsables des boutons. Il purifie donc la peau tout en la nettoyant. Ce soin est à pratiquer tous les huit ou dix jours.

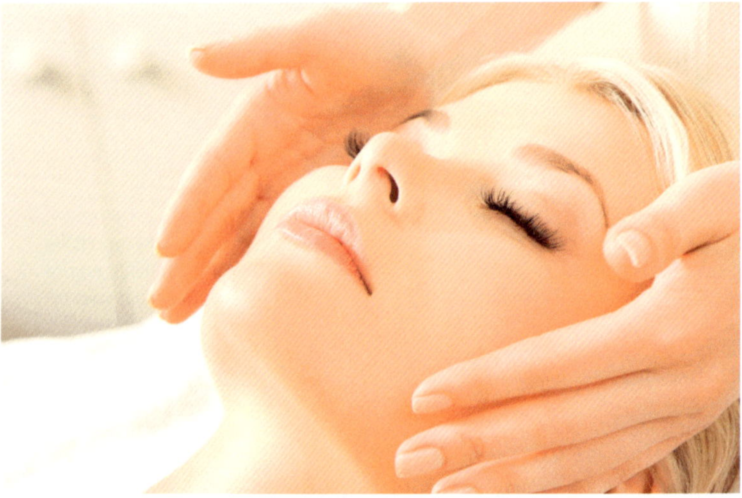

LE GOMMAGE-VISAGE DOUX POUR PEAU NORMALE OU GRASSE

INGRÉDIENTS : *bicarbonate, crème hydratante.*

Mélangez 1 cuillerée à café de bicarbonate et 1 noix de crème hydratante pour le visage qui fait office d'agent émollient. Humidifiez le visage avec de l'eau tiède, appliquez la pâte et massez du bout des doigts par petits mouvements circulaires en évitant le contour des yeux.

Rincez à l'eau tiède et appliquez une crème hydratante.

LE GOMMAGE-VISAGE STIMULANT SPÉCIAL PEAU SÈCHE OU MATURE

INGRÉDIENTS : *bicarbonate, huile de germe de blé, crème hydratante.*

Mélangez 1 cuillerée à café de bicarbonate, 1 cuillerée à café d'huile de germe de blé ou d'huile de noyau de pêche et 1 noix de crème hydratante pour le visage. Procédez comme précédemment et n'oubliez pas d'hydrater ensuite avec une bonne crème ; elle agira au maximum sur une peau débarrassée de toutes ses cellules mortes.

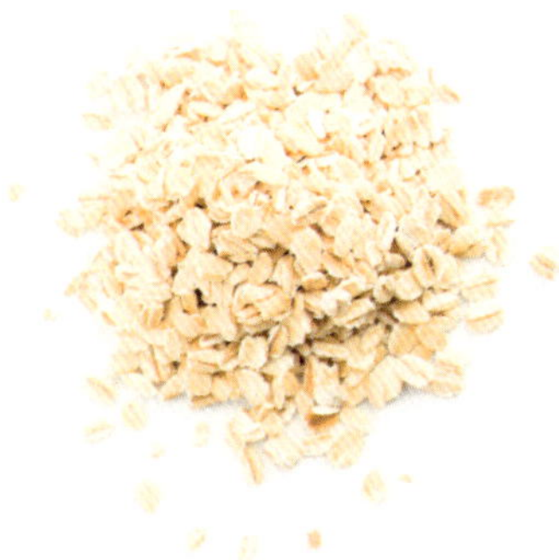

GOMMAGE DU CORPS

INGRÉDIENTS : *bicarbonate, huile d'olive, flocons d'avoine, eau tiède.*

Mélangez 2 cuillerées à soupe de bicarbonate, 2 cuillerées à soupe d'huile d'olive, 1 cuillerée à soupe de flocons d'avoine avec un peu d'eau tiède. Malaxez bien pour obtenir une pâte homogène et, après vous être douché, frottez la peau humide avec cette préparation en insistant sur les talons, genoux et coudes.

Rincez-vous à l'eau tiède et hydratez la peau avec une crème pour le corps.

DES MASQUES ET VOUS...

Pour celles (et ceux) qui craignent l'action du gommage ou dont l'épiderme est trop sensible, il existe une autre possibilité : le masque. Il affine le grain de la peau, élimine les impuretés et désincruste les pores sans frotter. Le bicarbonate est alors utilisé pour son action régulatrice sur le pH de la peau et non pour son pouvoir exfoliant.

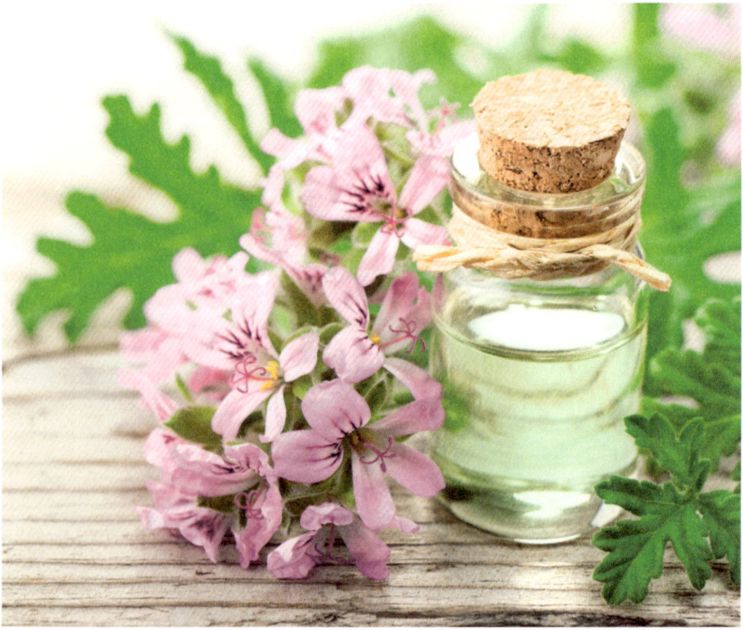

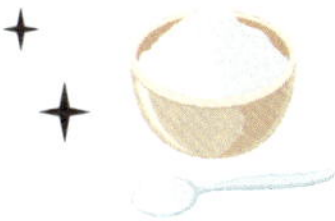

DE L'ARGILE ET DU BOIS

Pour préparer l'argile, servez-vous d'une spatule en bois et faites vos mélanges dans un récipient en verre ou en céramique. Évitez le métal et le plastique qui ne conviennent pas à cette grande sensible.

UN MASQUE NOURRISSANT ET RAFRAÎCHISSANT

INGRÉDIENTS : *1 bonne cuillerée à café de bicarbonate « alimentaire », 2 cuillerées à soupe de yaourt bio ou maison, 1 cuillerée à café d'huile d'olive, 1 cuillerée à café d'huile de germe de blé.*

Mélangez bien tous les ingrédients et attendez un peu que la préparation gonfle. C'est cette même réaction bicarbonate (base) et yaourt (acide) qui fait lever la pâte des gâteaux. Appliquez généreusement sur le visage en évitant le contour des yeux et la bouche. Laissez agir une quinzaine de minutes. Avant de nettoyer, massez un peu pour faire pénétrer, rincez à l'eau tiède et essuyez. Votre peau est lisse, douce et comme repulpée.

Pour chouchouter vos mains après une journée de bricolage ou de nettoyage, appliquez-leur cette recette.

LE MASQUE PEAU SAINE

INGRÉDIENTS : *2 cuillerées à soupe d'argile blanche ou rose (plus douces que la verte), 1 cuillerée à café de bicarbonate, 1 cuillerée à café de miel, 1 cuillerée à café d'huile de jojoba, 1 ou 2 gouttes d'huile essentielle de géranium et autant d'huile essentielle de citron.*

Mélangez bien tous les ingrédients, ajoutez un soupçon d'eau si la pâte est trop épaisse. Laissez gonfler la préparation (la réaction entre le bicarbonate et le miel), étalez sur le visage en évitant le contour des yeux et la bouche. Laissez agir 10 à 15 minutes et nettoyez à l'eau tiède. Ce masque, destiné aux peaux normales, est à faire une fois par semaine. On peut utiliser d'autres huiles essentielles selon les éventuels problèmes de peau à traiter.

HALTE AU FEU DU RASOIR

Gommages et masques ont pour fonction d'embellir le teint ou de nourrir la peau ; les soins après-rasage, quant à eux, sont destinés à l'apaiser. Le rasage, symbole de virilité tant espéré des jeunes garçons, se transforme vite en corvée… barbante. Irritation, coupures, allergies vont souvent de pair avec cette opération. Il ne suffit pas de choisir le bon outil pour couper le poil au plus près, il faut aussi un after-shave efficace qui convient au type et aux problèmes de peau de chacun. Bonne nouvelle, le bicarbonate peut facilement remplacer les produits du commerce ! Il ne dessèche pas comme les lotions alcoolisées, il assainit la peau et traite même les boutons.

UNE SOLUTION SIMPLE ET TONIQUE

Diluez une cuillerée à café de bicarbonate dans un verre d'eau tiède et passez cette lotion sur le visage avec un coton ou un disque à démaquiller. Recommencez plusieurs fois si nécessaire. Cette lotion agit comme un tonique. Elle purifie le teint et assèche les petits boutons des peaux à tendance grasse. À employer quotidiennement, seule ou en complément d'un soin habituel.

LA LOTION APAISANTE

INGRÉDIENTS : *1/2 cuillerée à café de bicarbonate, 1 cuillerée à café d'huile de noyau d'abricot, 1 cuillerée à café d'argile verte en poudre, 20 cl d'eau de source ou minérale, 3 gouttes d'huile essentielle de lavande fine, de géranium, de menthe poivrée ou d'arbre à thé.*

Mélangez ces ingrédients dans un bol et transvasez-les dans un flacon. Agitez bien avant chaque utilisation. Versez un peu de ce liquide sur un coton et nettoyez le visage en évitant le contour des yeux (à cause des huiles essentielles). Rincez et essuyez.

Cette préparation ne contenant aucun conservateur, on ne peut la garder que 8 à 10 jours, dans un flacon fermé.

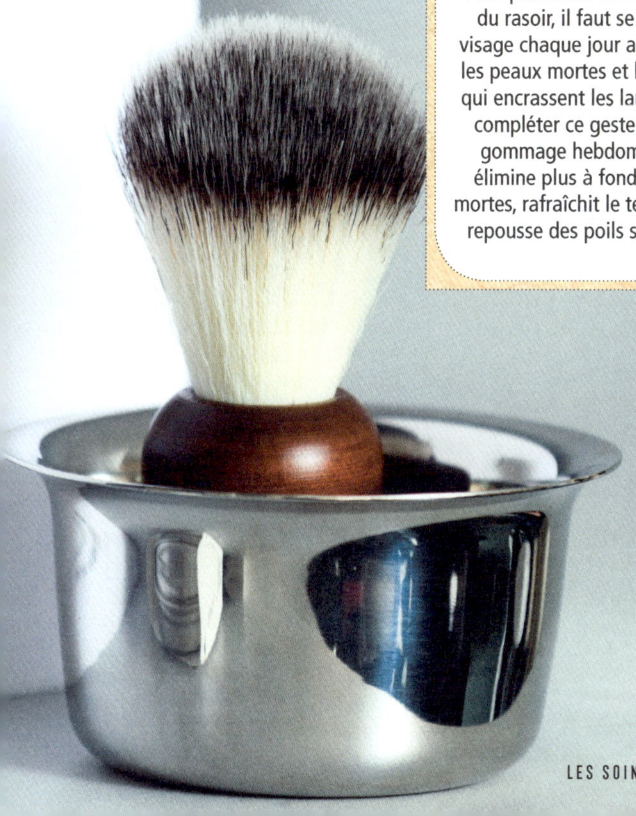

LES BONS GESTES AVANT LE RASAGE

Pour permettre une bonne glisse du rasoir, il faut se nettoyer le visage chaque jour afin d'éliminer les peaux mortes et les impuretés qui encrassent les lames. On peut compléter ce geste par un bon gommage hebdomadaire qui élimine plus à fond les cellules mortes, rafraîchit le teint et évite la repousse des poils sous la peau.

UNE CHEVELURE **AU TOP**

Le shampoing de synthèse est une invention relativement récente puisqu'elle date des années 1930. Ce n'est qu'une vingtaine d'années plus tard qu'il deviendra un produit de consommation courante. Mais comment faisait-on avant ? On se brossait soigneusement les cheveux, on les frictionnait à l'eau de Cologne, au vinaigre aromatisé, on les lavait avec du savon ou des ingrédients divers (œufs, son, rhum…). Aujourd'hui, il existe quantité de shampoings de plus en plus spécialisés. Leurs défauts ? Ils contiennent des agents lavants agressifs qui sont souvent responsables d'allergies.

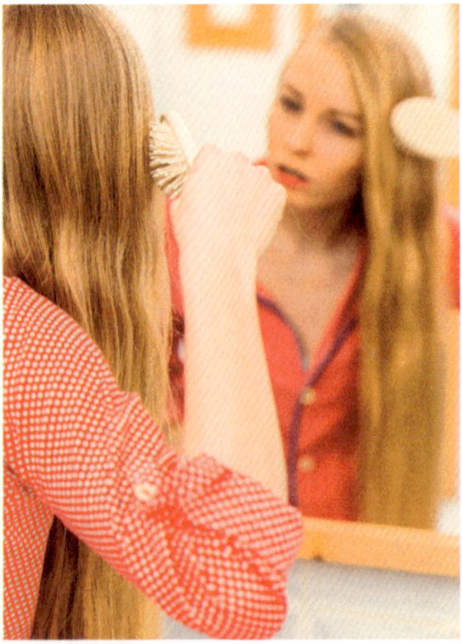

LE SHAMPOING SEC POUR TOUS TYPES DE CHEVEUX

Ce produit, qui avait plus ou moins disparu de notre salle de bains, revient dans nos salles de bain. Il donne de la texture et du gonflant aux cheveux fins, il permet d'éviter les lavages trop fréquents qui agressent le cuir chevelu, il absorbe l'excès de sébum et élimine les odeurs. Autant de qualités que possède le bicarbonate qui peut donc remplacer avantageusement les produits du commerce plus coûteux.

INGRÉDIENTS : *bicarbonate, talc.*

Mélangez en quantités égales bicarbonate et talc non parfumé dans une saupoudreuse à sucre (le talc sert à renfor-

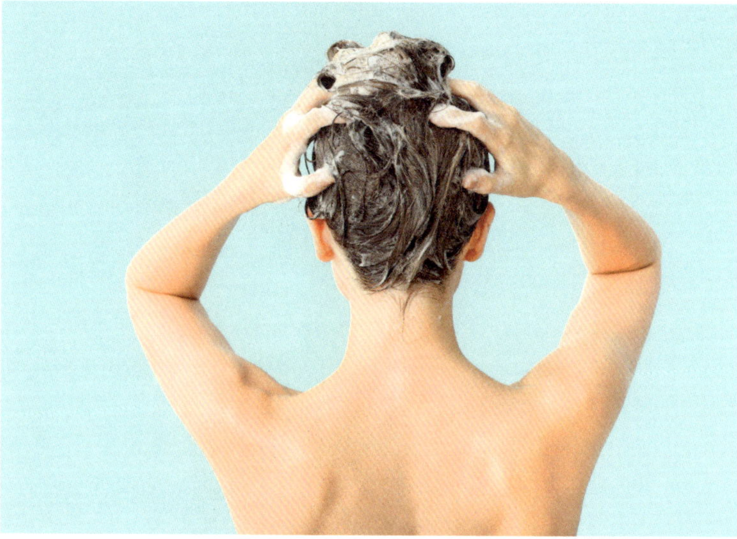

cer l'action absorbante du bicarbonate). Répartissez sur la chevelure, massez pour faire pénétrer, laissez agir 5 minutes et brossez énergiquement jusqu'à élimination totale du mélange.

BOOSTER VOTRE SHAMPOING

En rajoutant une pincée de bicarbonate à votre shampoing habituel, vous augmenterez son pouvoir lavant – ce qui permet de diminuer la dose – et vous éliminerez parfaitement les résidus de produits coiffants (laque, gels et shampoings secs).

Versez une bonne pincée de poudre dans le creux de votre main, ajoutez une noisette de shampoing, diluez avec un peu d'eau, répartissez sur la chevelure mouillée, en évitant de mettre le shampoing directement sur les longueurs et les pointes, ce qui dessécherait la fibre capillaire.

POUR UN BON RINÇAGE

Diluez une cuillerée à café de bicarbonate dans 1 litre d'eau tiède. Vous éliminerez le calcaire comme les traces de produits coiffants et lavants. Si vous avez déjà ajouté du bicarbonate à votre shampoing, servez-vous plutôt de vinaigre de cidre ou de jus de citron (1 ou 2 cuillerées à soupe par litre d'eau) pour le rinçage.

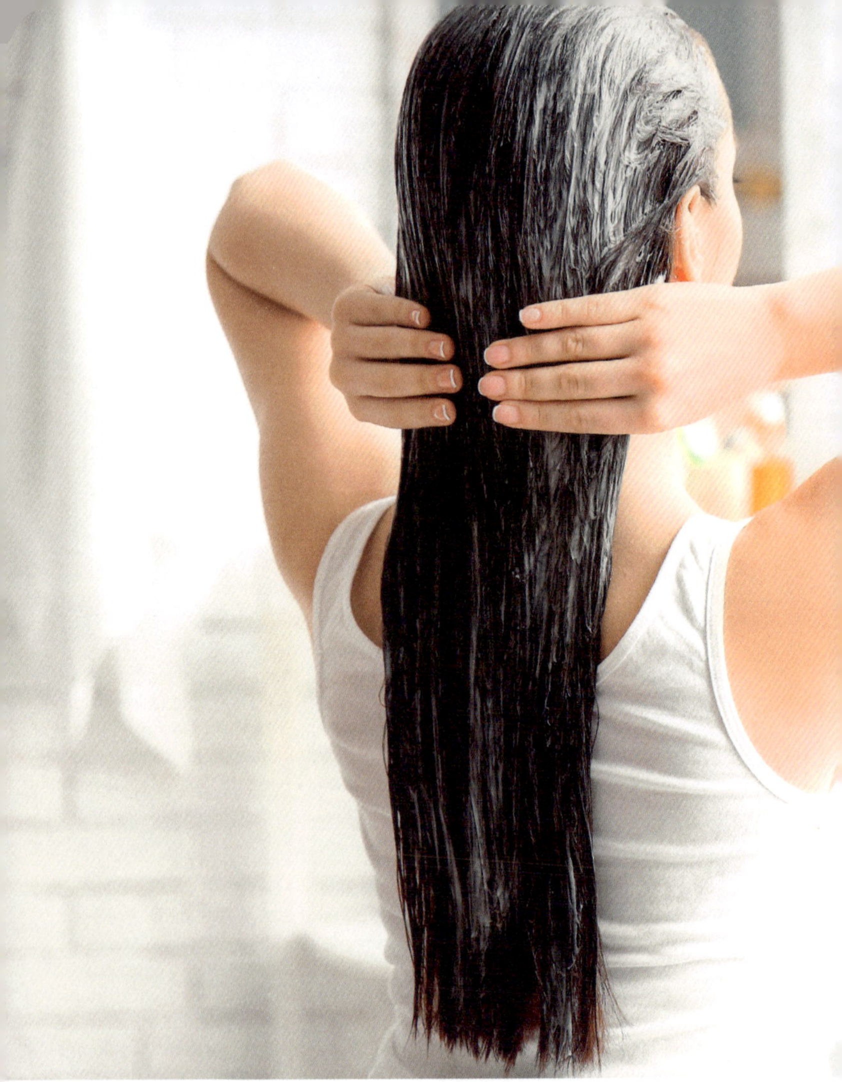

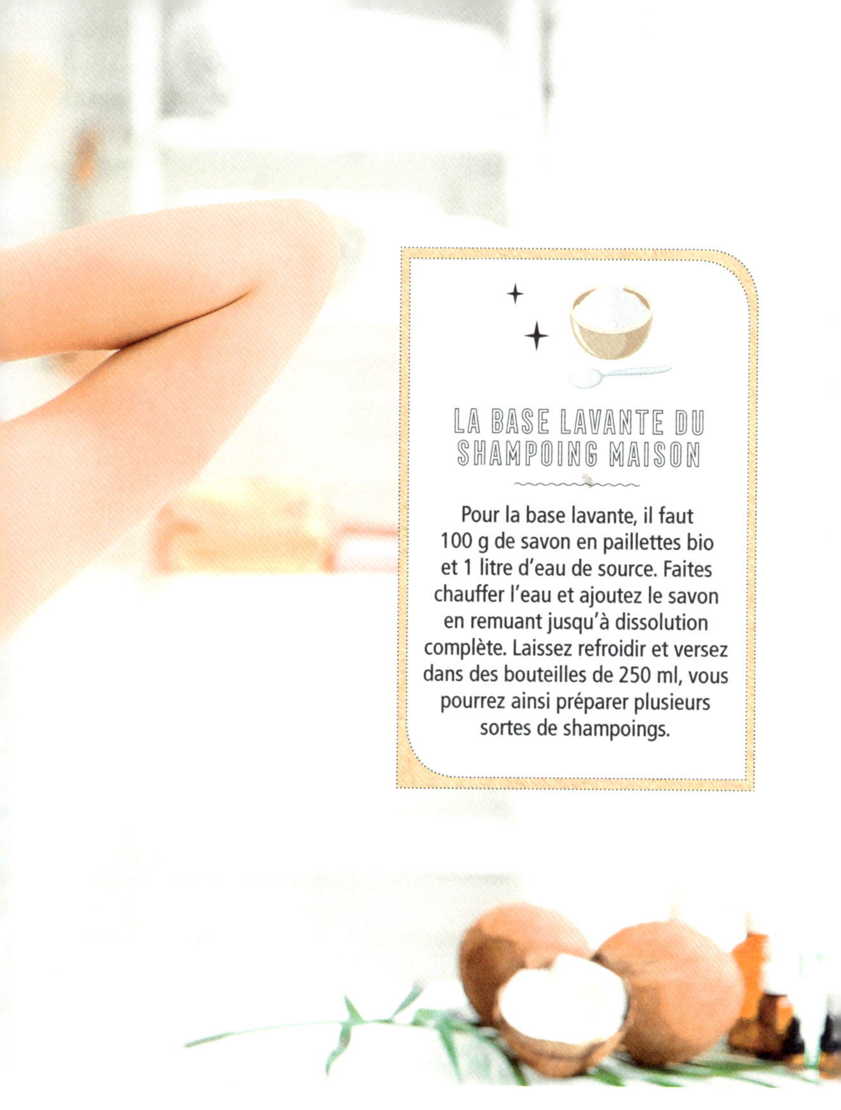

LA BASE LAVANTE DU SHAMPOING MAISON

Pour la base lavante, il faut 100 g de savon en paillettes bio et 1 litre d'eau de source. Faites chauffer l'eau et ajoutez le savon en remuant jusqu'à dissolution complète. Laissez refroidir et versez dans des bouteilles de 250 ml, vous pourrez ainsi préparer plusieurs sortes de shampoings.

SHAMPOING POUR CHEVEUX SECS

Pour un flacon de 250 ml. Utilisez la base lavante maison ou bio et ajoutez 1 cuillerée à café d'huile de jojoba, 1/4 de cuillerée à café de bicarbonate « alimentaire », 1 cuillerée à café d'argile blanche diluée dans un peu d'eau, 15 gouttes d'huile essentielle de géranium, de lavande fine et d'ylang-ylang. Mélangez bien et agitez avant chaque emploi.

SHAMPOING POUR CHEVEUX GRAS

Ajoutez à la base lavante 1/4 de cuillerée à café de bicarbonate, 1 cuillerée à café d'argile verte diluée dans un peu d'eau, 15 gouttes d'huile essentielle de lavande fine, de sauge sclarée, de romarin et 10 gouttes de jus de citron.

SHAMPOING ANTICHUTE

Ajoutez à la base lavante 1/4 de cuillerée à café de bicarbonate, 1 cuillerée à café d'argile blanche diluée dans un peu d'eau, 15 gouttes d'huile essentielle de cyprès, de cèdre de l'Atlas, de sauge sclarée et 10 gouttes de basilic.

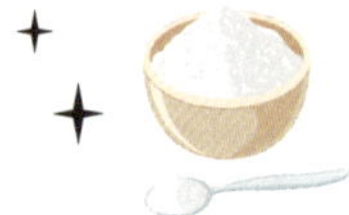

CONSEILS D'UTILISATION

Si vous utilisez la base maison, servez-vous de ces shampoings assez rapidement, car ils ne contiennent pas de conservateurs – au contraire de la base neutre bio du commerce. Enfin, ne les employez pas sur de jeunes enfants, même s'il y a peu de risques, les huiles essentielles peuvent être irritantes.

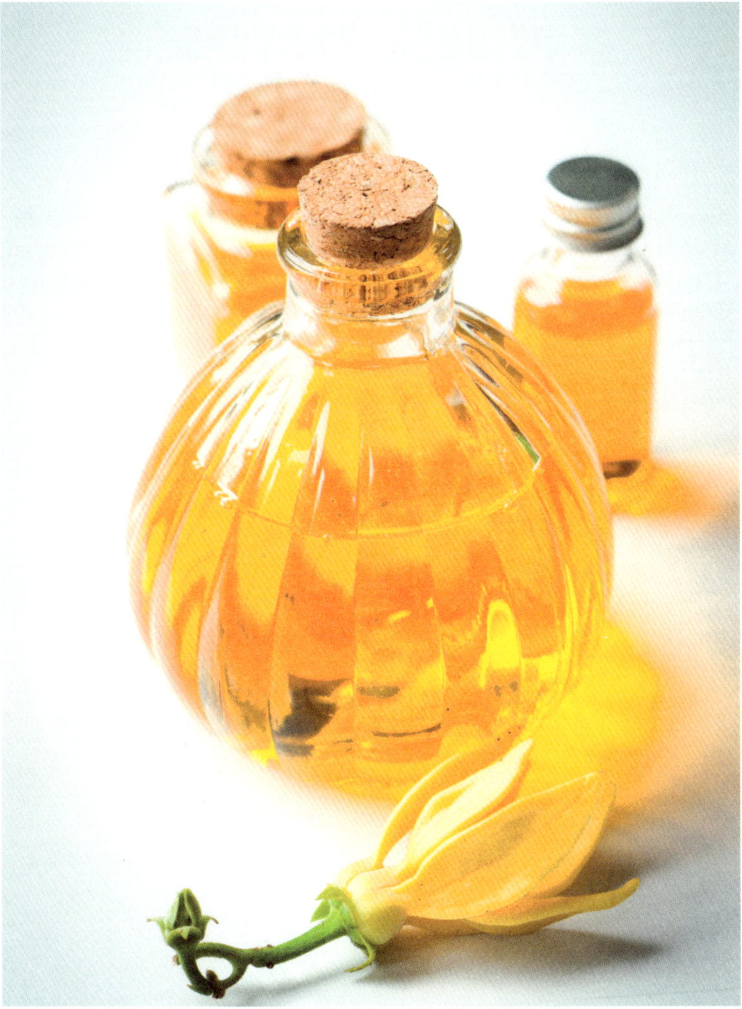

PEIGNES, BROSSES ET BROSSES À DENTS IMPECCABLES

Autrefois, la brosse et le peigne étaient les seuls accessoires de beauté et de propreté de la chevelure. Il est vrai qu'un bon brossage, la tête en bas, élimine la poussière, masse le cuir chevelu, stimule la circulation sanguine et répartit le sébum sur toute la longueur de la fibre capillaire – ce qui a un effet lustrant et protecteur. Aujourd'hui, le shampoing s'est largement (trop ?) substitué à ce geste de beauté, mais nous disposons d'une large gamme de peignes et de brosses, dans toutes sortes de matières. S'il est important que le matériel soit adapté à la nature du cheveu, il est aussi essentiel de bien l'entretenir. Il faut laver régulièrement ces ustensiles, non seulement pour des raisons d'hygiène, mais aussi pour leur assurer une meilleure glisse.

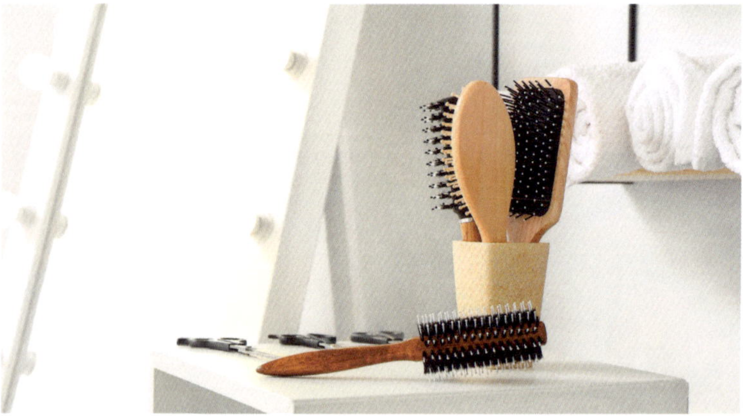

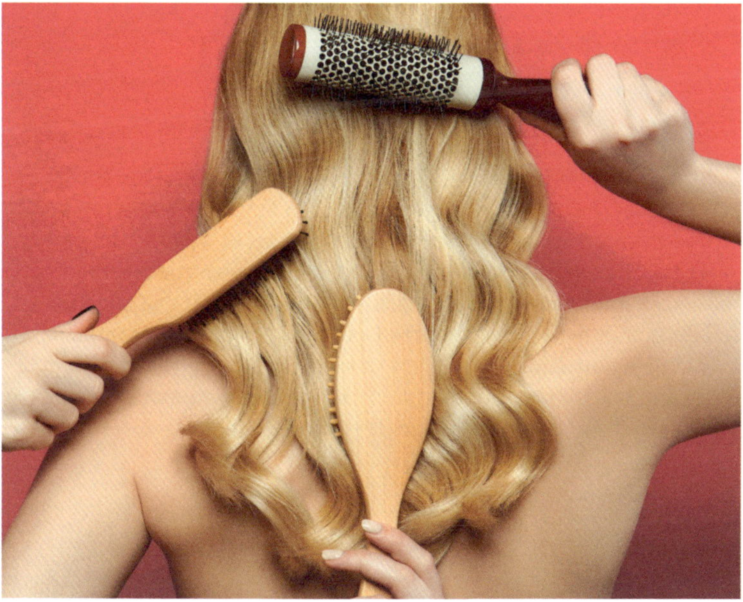

UN NETTOYAGE TOUT EN DOUCEUR

INGRÉDIENTS : *bicarbonate, vinaigre blanc, eau tiède.*

Chacun a sa technique, qui va du shampoing à la lessive. Certains produits ne conviennent pas aux matières naturelles (soie, poils de sanglier, écaille…), d'autres se rincent mal et peuvent laisser autant de résidus que la laque ou le gel !

Pour un lavage doux et désinfectant, faites tremper pendant une vingtaine de minutes vos peignes, brosses à cheveux et même vos brosses à dents et à ongles dans 1 litre d'eau tiède, avec 2 cuillerées à soupe de bicarbonate et 1 cuillerée à soupe de vinaigre blanc. En ce qui concerne les peignes et les brosses en bois, les poils de sanglier ou soies, ne les laissez qu'une dizaine de minutes en les agitant dans l'eau pour les débarrasser de toutes les saletés.

On peut aussi composer une solution lavante en diluant 1 cuillerée à soupe de bicarbonate et 1 noisette de shampoing bio dans 1 litre d'eau tiède.

UN DÉODORANT SANS ODEUR

On sait que le bicarbonate ne fait pas que neutraliser les odeurs, il empêche aussi leur apparition. Il peut limiter la prolifération bactérienne responsable des effluves gênants et absorber en partie la transpiration sans, toutefois, l'empêcher. Préférer le bicarbonate aux déodorants du commerce n'est pas seulement une question d'économie, mais aussi de santé. Les produits industriels contiennent des sels d'aluminium dont l'innocuité est sérieusement mise en doute aujourd'hui. De plus, leur parfum interfère souvent désagréablement avec notre eau de toilette préférée.

LE GALET ANTI-ODEUR

INGRÉDIENTS : *bicarbonate, fécule de pomme de terre, huile essentielle de sauge scarlée, eau tiède.*

Mélangez 1 cuillerée à soupe de bicarbonate « alimentaire », 1 cuillerée à soupe de fécule de pomme de terre ou de maïs (pour servir de liant), 2 gouttes d'huile essentielle de sauge sclarée (anti transpirant) et un peu d'eau tiède de manière à obtenir une pâte homogène. Façonnez-la en boule aplatie et laissez sécher. Il vous suffira de passer ce « galet » sur vos aisselles ou vos pieds humidifiés pour neutraliser les odeurs de transpiration.

LE SPRAY ANTI-ODEUR

INGRÉDIENTS : *1 verre d'eau de source ou distillée, 1/2 cuillerée à café d'eau d'hamamélis, 1 cuillerée à café de glycérine végétale, 2 cuillerées à café d'huile d'amande douce, 2 gouttes d'huile essentielle de sauge sclarée et 2 de cyprès (ces deux huiles réduisent la transpiration), 2 cuillerées à café de bicarbonate.*

Mélangez le tout dans un petit flacon muni d'un spray. Vaporisez sur les aisselles ou les pieds et laissez sécher avant de vous habiller.

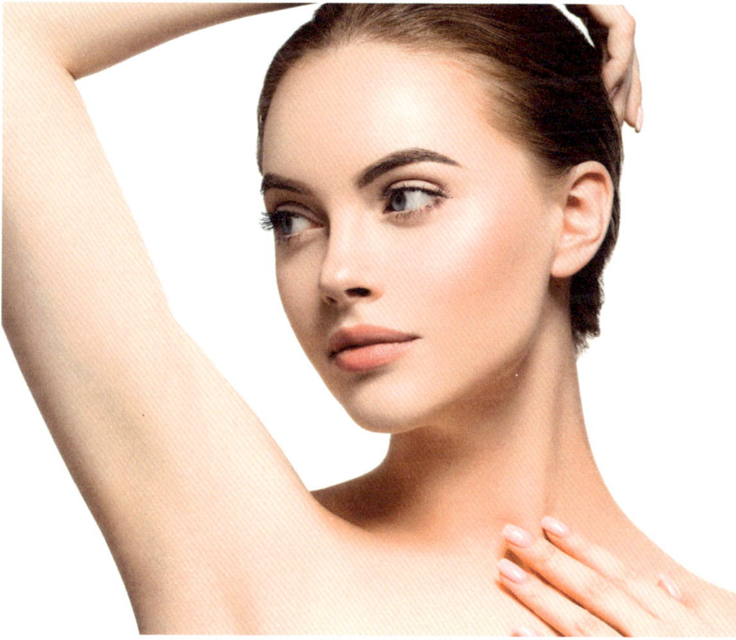

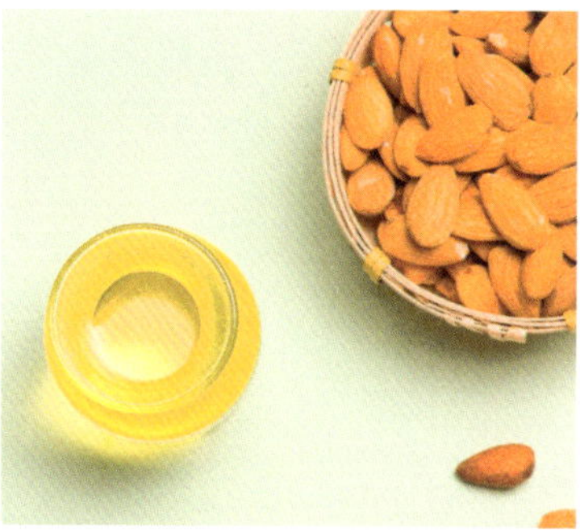

LA SOLUTION SIMPLISSIME

Diluez une cuillerée à café de bicarbonate dans un verre d'eau et tamponnez les zones concernées avec un coton ou un disque à démaquiller. Cette méthode est plus pratique et laissera moins de traces que si vous vous saupoudrez les aisselles avec du bicarbonate.

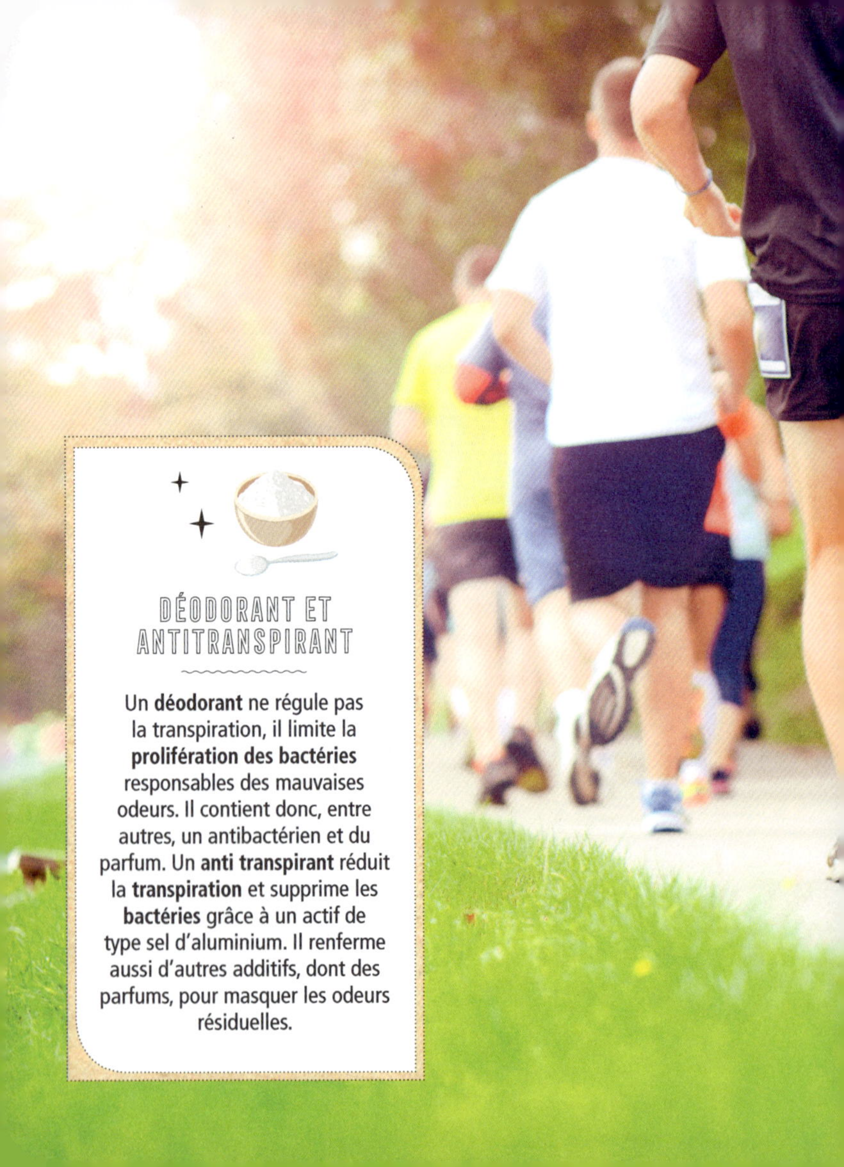

DÉODORANT ET ANTITRANSPIRANT

Un **déodorant** ne régule pas la transpiration, il limite la **prolifération des bactéries** responsables des mauvaises odeurs. Il contient donc, entre autres, un antibactérien et du parfum. Un **anti transpirant** réduit la **transpiration** et supprime les **bactéries** grâce à un actif de type sel d'aluminium. Il renferme aussi d'autres additifs, dont des parfums, pour masquer les odeurs résiduelles.

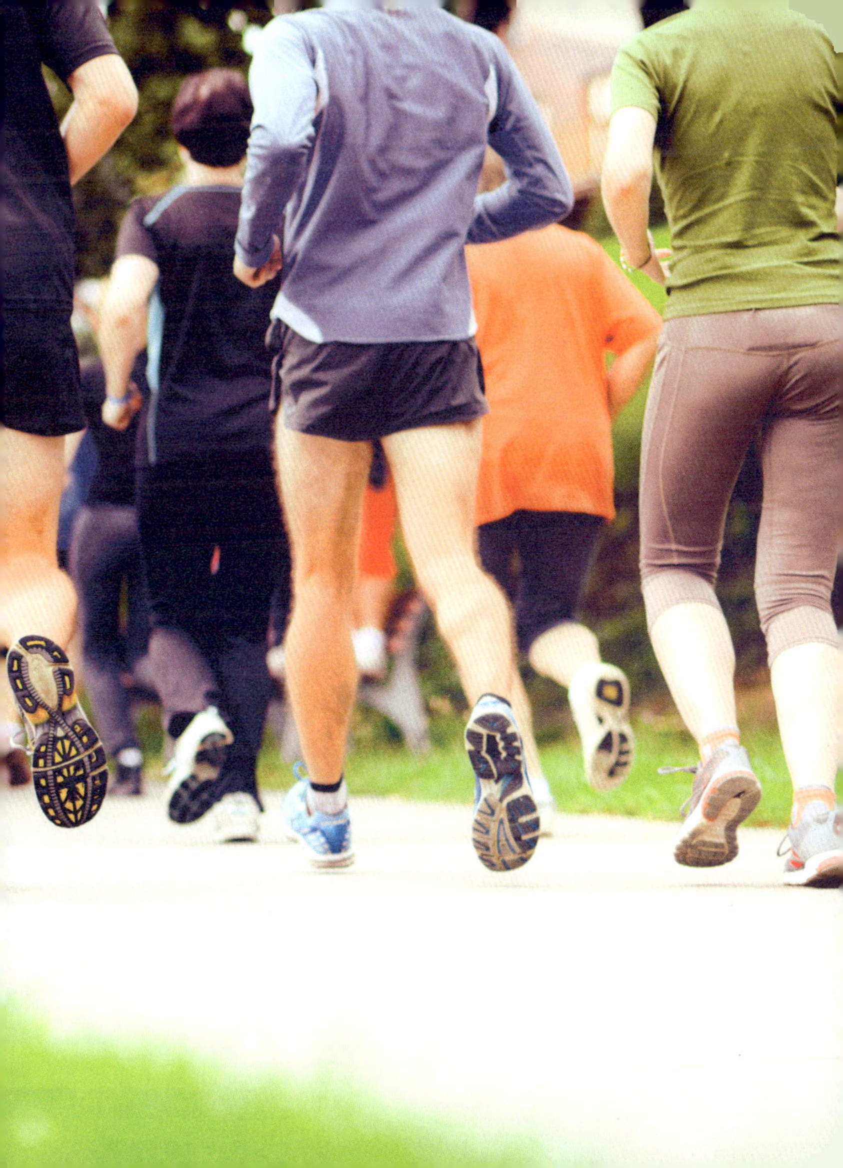

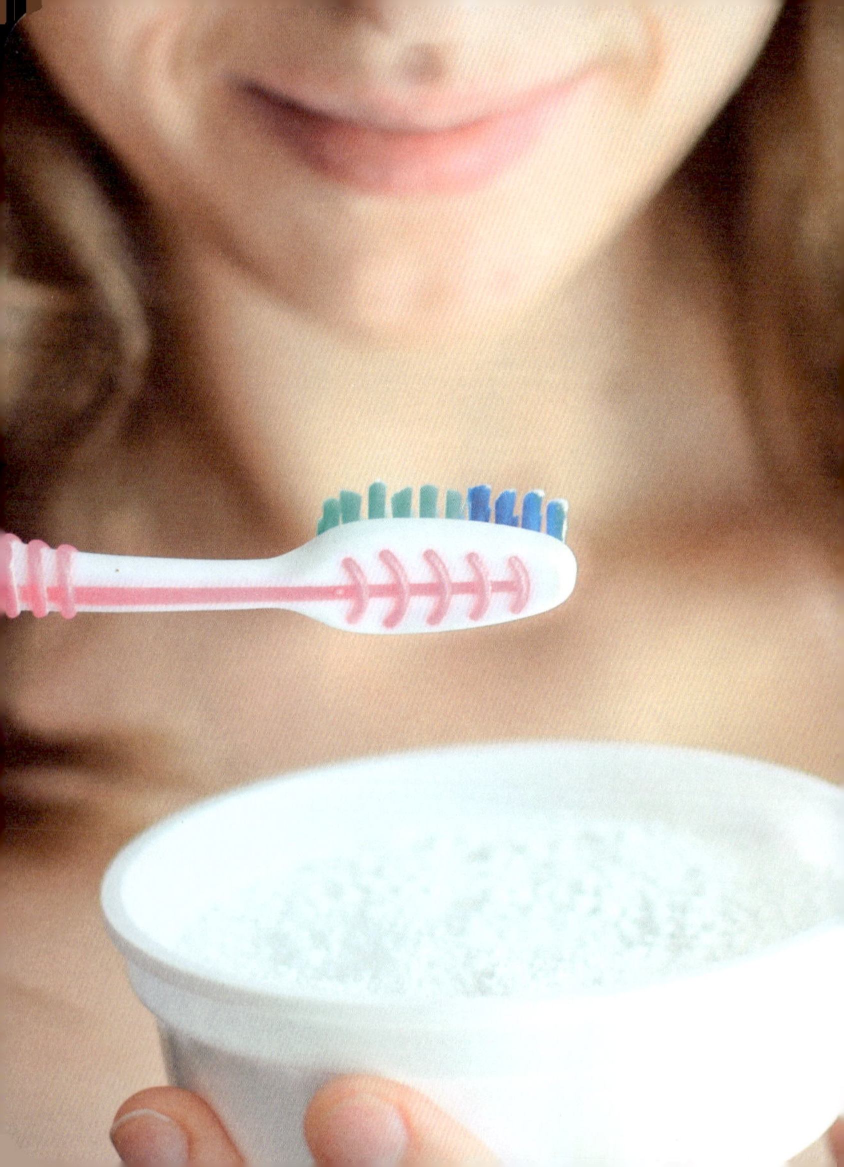

LA SANTÉ

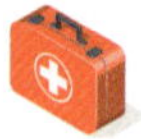

CONTRE LES BRÛLURES ET LES ACIDITÉS D'ESTOMAC

C'est sans conteste la première et la plus connue des indications thérapeutiques du bicarbonate de soude. Les célèbres pastilles de Vichy furent d'ailleurs inventées par un pharmacien qui cherchait un remède efficace pour soulager les maux d'estomac de ses clients. Aujourd'hui, les laboratoires utilisent toujours le bicarbonate de soude dans la fabrication de nombreux médicaments destinés à combattre ces problèmes.

LE POURQUOI DES BRÛLURES ET ACIDITÉS

Ces sensations désagréables sont provoquées par des remontées d'acide chlorhydrique, produit par l'estomac, vers l'œsophage. Le premier geste pour éviter ce dysfonctionnement consiste à modifier son régime alimentaire. Modérez les graisses et les sucres rapides qui augmentent les sécrétions acides de l'estomac et favorisent le relâchement du sphincter de l'œsophage. Privilégiez les légumes secs ou riches en fibres, les pâtes, le riz et les céréales complètes. L'alcool est à éviter et il vaut mieux limiter la consommation de boissons acides comme les jus de fruits ou le café. Enfin, sachez que la position allongée favorise ces remontées, c'est la raison pour laquelle on ressent souvent ce type de désagréments pendant la nuit.

ÉTEINDRE LE FEU

Diluez 1/2 cuillerée à café de bicarbonate dans un verre d'eau tiède ou à température ambiante et avalez d'un trait.

Quand on absorbe du bicarbonate, celui-ci neutralise l'acide chlorhydrique qu'il transforme en carbonate de sodium. Mais cette action n'est pas sans conséquence, car elle produit aussi du gaz carbonique qui provoque gargouillis, ballonnements et… rots. Pour limiter ces manifestations gênantes, on conseille de prendre le bicarbonate avant le repas ou d'ajouter quelques gouttes de citron dans l'eau afin de limiter l'effervescence dans l'estomac.

Les eaux gazeuses bicarbonatées ont un effet sensiblement identique, c'est pourquoi on recommande d'en boire en cas de digestion difficile.

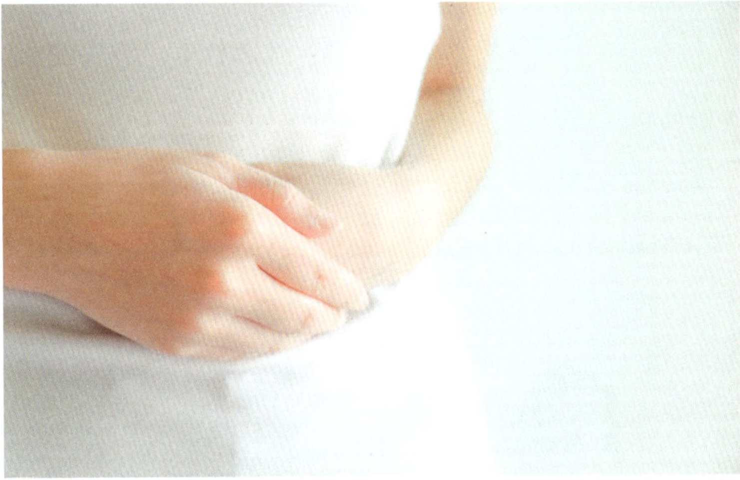

EN CAS DE DIARRHÉE

Pour réhydrater l'organisme et désinfecter estomac et intestins, mélangez une pincée de bicarbonate, une pincée de sel fin et 1/4 de cuillerée à café de miel dans un verre d'eau à température. Buvez cette préparation plusieurs fois par jour.

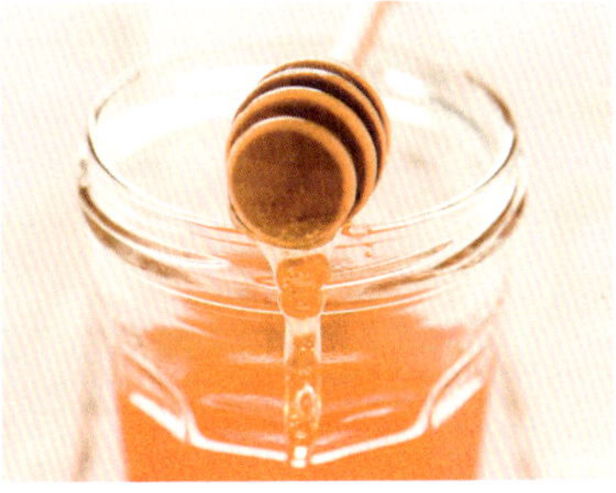

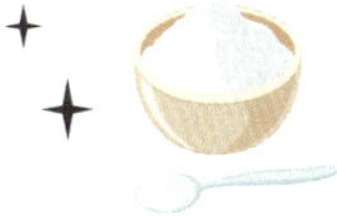

ATTENTION !

N'abusez pas du bicarbonate comme antiacide. En raison de sa forte teneur en sodium, il est déconseillé aux personnes souffrant **d'hypertension, d'insuffisance cardiaque ou rénale**. Enfin, pour les enfants et les femmes enceintes, il est préférable de demander l'avis d'un médecin.

GORGE APAISÉE ET NEZ DÉBOUCHÉ

Angines et rhumes sont les partenaires indésirables de l'hiver. Ces deux maladies infectieuses, qui se répandent à la vitesse de l'éclair, s'y entendent pour gâcher nos journées et empoisonner nos nuits !

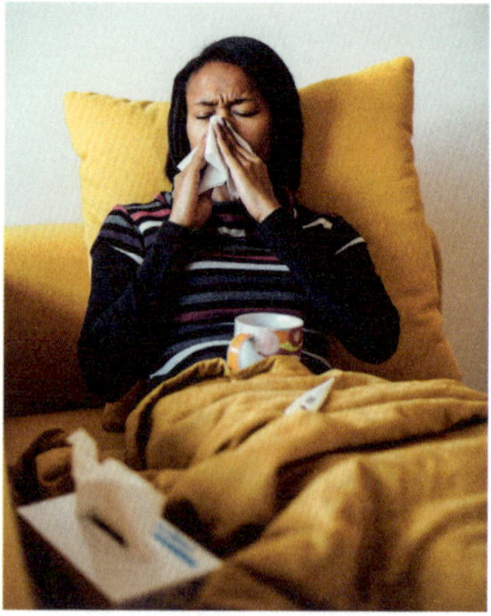

COMMENT S'EN DÉBARRASSER ?

Dans le cas du rhume, les médicaments servent simplement à calmer les maux de tête ou à déboucher le nez. Quant aux angines, affections qui touchent les amygdales et la gorge, elles sont de deux types : virales, les plus fréquentes, ou bactériennes. Seules les secondes nécessitent la prise d'antibiotiques ; pour les premières, on ne traite que la fièvre et les douleurs. Si le bicarbonate ne saurait se substituer à un traitement médical, il peut, en revanche, limiter la surinfection de la sphère ORL et calmer l'irritation. Il remplace souvent avantageusement les remèdes à l'efficacité douteuse achetés sans prescription (sirops, pastilles, gouttes…). Les autres méthodes de prévention consistent à se laver fréquemment les mains et à changer de mouchoir régulièrement.

LE GARGARISME, UN SOIN QUI EN FAIT BEAUCOUP

En effet, il permet en un seul geste de nettoyer et désinfecter gorge et arrière-gorge. Attention, ce n'est pas un bain de bouche ! Il faut que l'eau pénètre le plus loin possible dans l'arrière-gorge. Cette méthode permet de détacher le mucus, ce qui évite de l'avaler et de propager l'infection à la sphère digestive.

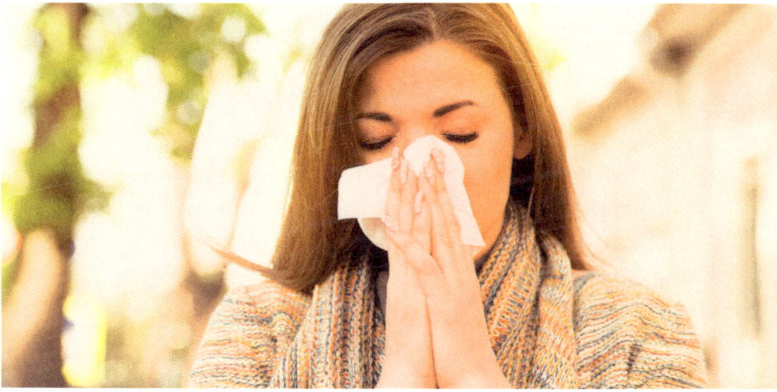

Gargarisez-vous deux ou trois fois par jour avec ce mélange : 1 cuillerée à café de bicarbonate « alimentaire », 1 cuillerée à café de sucre roux ou de miel, 1 cuillerée à café de sel fin diluées dans un verre d'eau tiède. On peut ajouter 1 ou 2 gouttes d'huile essentielle d'arbre à thé ou de thym, désinfectante et anti-infectieuse.

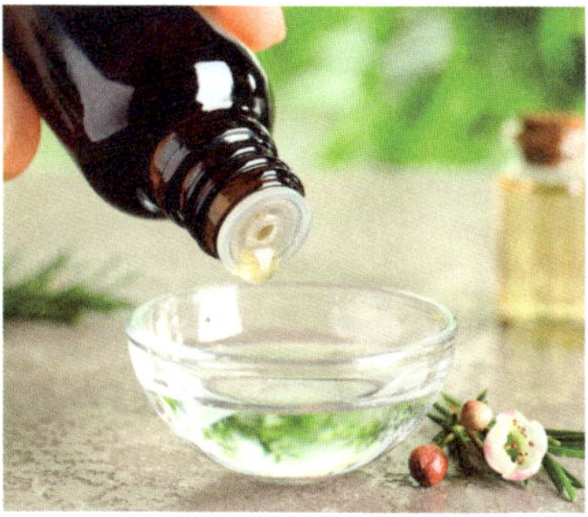

Autre possibilité : 1 cuillerée à café de bicarbonate et autant de jus de citron dilués dans un verre d'eau tiède. Les propriétés apaisantes et antiseptiques de ces deux ingrédients se renforcent mutuellement.

DÉGAGER LES SINUS

Pour dégager la voie, essayez cette préparation qui stoppe la prolifération des bactéries. Diluez 1 cuillerée à café de bicarbonate et 1/2 cuillerée de sel fin dans un verre d'eau bouillie. Transvasez dans un flacon muni d'un compte-gouttes et nettoyez vos narines plusieurs fois par jour avec cette solution. On peut alterner avec des dosettes de sérum physiologique.

Ces méthodes permettent d'empêcher la surinfection en évacuant le mucus. Un mieux se fait très vite sentir, ce qui n'est pas toujours le cas avec les médicaments classiques.

DENTS BLANCHES ET GENCIVES SAINES

Les dentifrices du commerce contiennent en moyenne une quinzaine d'ingrédients, depuis l'eau jusqu'aux solvants, sans oublier les conservateurs, les tensioactifs et les abrasifs, type bicarbonate de soude ou silices. On y trouve aussi des composants destinés à améliorer le goût du dentifrice, renforcer l'émail des dents ou encore empêcher les saignements…

POURQUOI LE BICARBONATE ?

Employé seul avec un peu d'eau sur la brosse à dents, il nettoie les dents, dissout la plaque dentaire et peut remédier aux infections gingivales. Mais le mieux est parfois l'ennemi du bien. En effet, la qualité de l'émail dentaire n'est pas la même pour tous. Les cristaux légèrement abrasifs du bicarbonate peuvent user prématurément ce précieux revêtement. Ne l'utilisez pas pour les enfants et, pour les adultes, il vaut mieux limiter son emploi à une ou deux fois par semaine. Parlez-en à votre dentiste et n'insistez pas si vous constatez une irritation des gencives. Utilisez de préférence du bicarbonate « alimentaire » ou « pharmaceutique ».

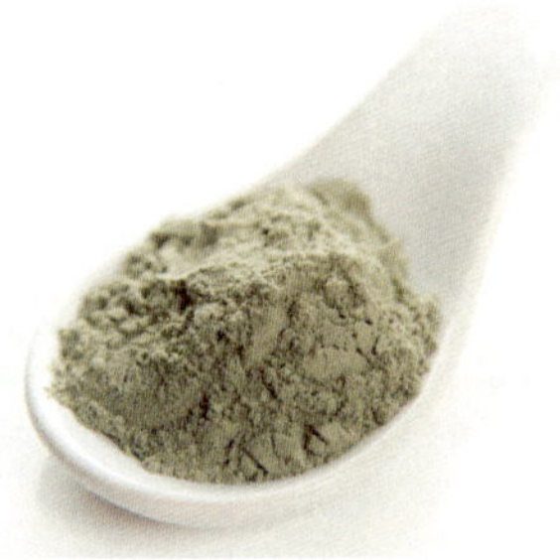

UN DENTIFRICE À L'ARGILE

INGRÉDIENTS : *1 cuillerée à café de bicarbonate, 1 cuillerée à café d'argile verte ou blanche en poudre, 1 goutte d'huile essentielle de clou de giroflier.*

Mélangez les ingrédients dans un bol. Ajoutez un peu d'eau de source ou distillée pour obtenir la consistance d'une

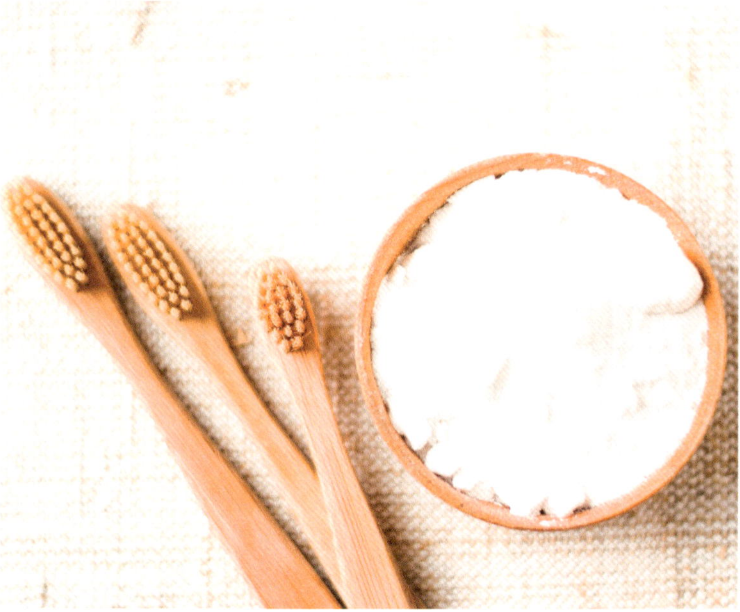

pâte que vous conserverez dans un récipient hermétique, de préférence en verre. L'argile a des propriétés bactéricides et reminéralisantes, elle est aussi légèrement abrasive. Il faut savoir que ni le bicarbonate ni l'argile ne blanchiront des dents naturellement jaunes. Ils nettoient par abrasion les traces et les taches et s'attaquent à la plaque dentaire, qui peut être aussi responsable du jaunissement. C'est déjà beaucoup !

UN DENTIFRICE À LA CRAIE

INGRÉDIENTS : *1 cuillerée à café de bicarbonate, 1 cuillerée à café de carbonate de calcium, 1 pincée de sel de mer fin, 2 gouttes d'huile essentielle de citron, de menthe poivrée ou d'arbre à thé, un peu d'eau de source ou distillée.*

Mélangez le tout pour obtenir une pâte homogène et conservez-la dans un récipient hermétique en verre.

UNE HALEINE FRAÎCHE

La mauvaise haleine (ou halitose) est un problème dont on ne prend souvent conscience que par la réaction de l'entourage. Cette affection anodine peut se transformer en cauchemar en société et même dans l'intimité. Il n'est jamais agréable de voir les autres vous éviter ou maintenir une distance ! La mauvaise haleine est souvent occasionnelle et correspond alors à la consommation de certains aliments à odeur forte (ail, oignon, ciboulette, fromages…). Mais, elle peut aussi dépendre d'autres facteurs : forte consommation d'alcool, de tabac ou de café, mauvaise hygiène buccale, inflammation des gencives, affections ORL, caries, acidité gastrique, dépôt sur la langue, médicaments, stress… Comme toujours, ou presque, dans le cas des mauvaises odeurs, les bactéries sont responsables.

Pour lutter contre ce problème, une parfaite hygiène bucco-dentaire est indispensable : brossage des dents après chaque repas, fil dentaire ou brossettes à passer dans les interstices pour débusquer tous les résidus alimentaires. Buvez beaucoup pour éviter d'avoir la bouche sèche et stimuler la production de salive.

Côté médicaments, il existe des comprimés à sucer, des sprays et des bains de bouche, souvent à base d'antiseptique. Si vous avez tout essayé, y compris la visite chez le dentiste et le médecin, le bicarbonate peut vous aider.

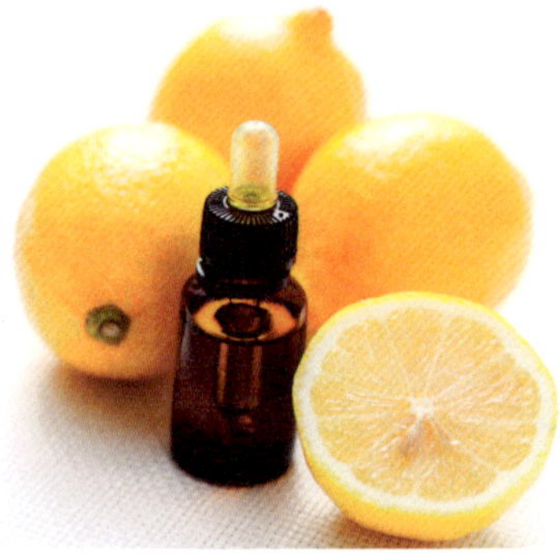

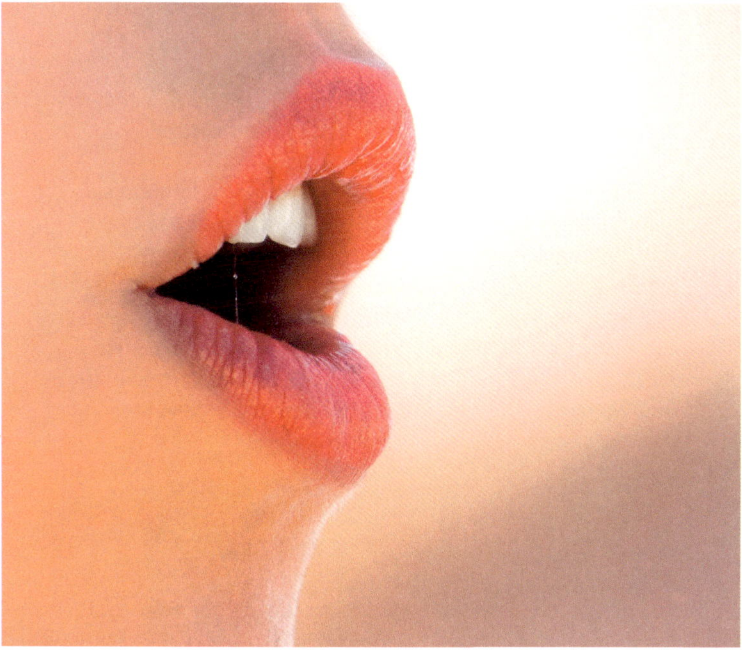

BAINS DE BOUCHE

INGRÉDIENTS : *bicarbonate, eau tiède, huile essentielle de citron, de menthe poivrée ou d'arbre à thé.*

On sait que le bicarbonate neutralise les mauvaises odeurs à la source en empêchant la prolifération des bactéries qui en sont responsables. Ce traitement agit donc à titre préventif et curatif. Préparez un bain de bouche en diluant 1 cuillerée à café de bicarbonate dans 1 verre d'eau tiède, ajoutez 1 goutte d'huile essentielle de citron (antiseptique), de menthe poivrée (rafraîchissante et digestive) ou d'arbre à thé (antiseptique). À faire après vous être lavé les dents et chaque fois que vous en ressentez le besoin – sans devenir pour autant un obsédé du bain de bouche.

UN BON PLAN ANTI-APHTES

Les aphtes sont de petites ulcérations qui se forment sur la muqueuse buccale ou la langue. S'ils ne sont pas graves – sauf dans le cas des aphtes géants – ils n'en sont pas moins désagréables. Ils apparaissent le plus souvent après la consommation de certains aliments (noix, gruyère, épices, fraises, tomates…) ou à cause de problèmes digestifs, de la prise de certains médicaments, d'une mauvaise hygiène buccodentaire ou même du stress. Ils se traduisent toujours par le développement de bactéries pathogènes.

Le bicarbonate neutralise l'acidité et stoppe la prolifération des bactéries, ce qui le rend très efficace dans la prévention et le soin de ces petits ulcères.

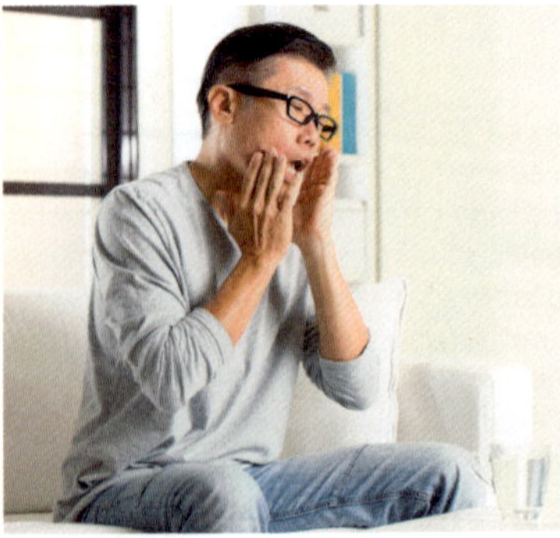

BAINS DE BOUCHE ET APPLICATIONS

Diluez une cuillerée à café de bicarbonate dans un verre d'eau tiède. Lavez-vous les dents avant puis faites un bain de bouche avec cette solution après chaque repas. On peut aussi y ajouter une goutte d'huile essentielle de sauge sclarée qui désinfecte et soulage l'inflammation.

En application : préparez une pâte composée de bicarbonate et d'eau et posez-la directement sur l'aphte avec un coton-tige. Attention, ça pique un peu !

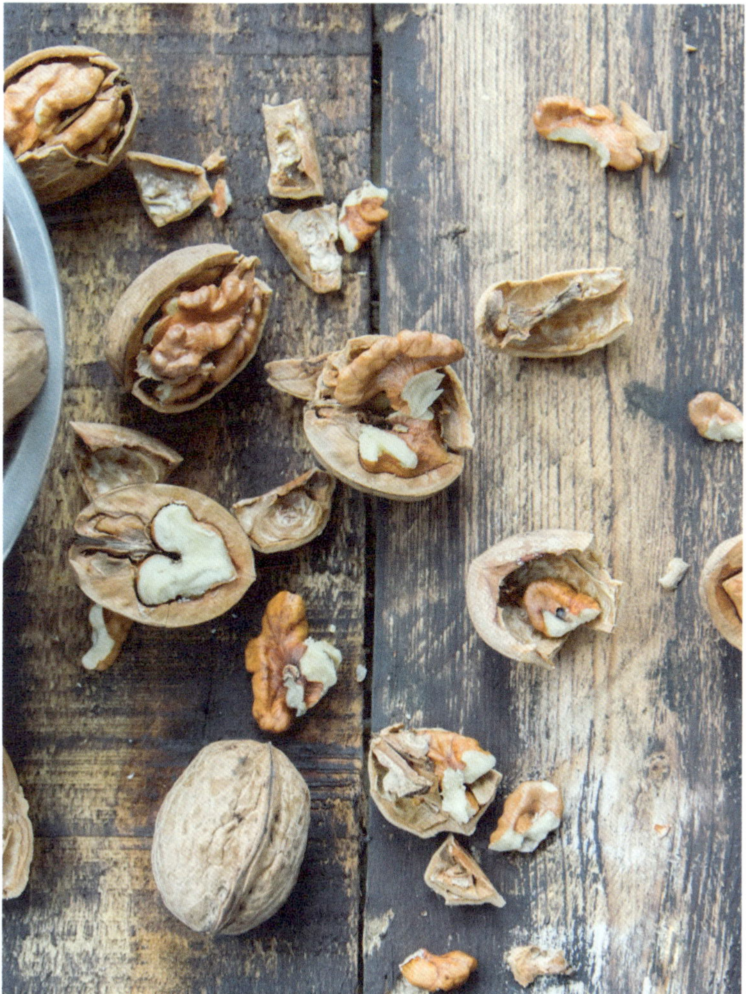

ADIEU, BOUTONS ET ACNÉ

Deux problèmes qui ne se ressemblent pas. Le bouton isolé et ponctuel est une affection banale, il apparaît et disparaît comme il est venu. Ses causes sont multiples (herpès, allergie, problèmes digestifs…). Il suffit de désinfecter pour l'assécher et éviter de le tripoter, surtout avec des mains sales ! L'acné est le cauchemar chronique de l'adolescence et des peaux grasses, mais pas seulement. Le problème peut aussi survenir plus tard, à la suite de changements hormonaux ou de la prise de certains médicaments.

APPLICATION LOCALE ET HYGIÈNE

Diluez 1 cuillerée à café de bicarbonate dans 50 cl d'eau de source à température ou tiède. Appliquez cette solution à plusieurs reprises, sans frotter, avec un coton ou un disque à démaquiller. On peut aussi ajouter 4 gouttes de chacune de ces huiles essentielles : lavande, cyprès et arbre à thé, aux vertus calmantes et antiseptiques. Essuyez en tapotant avec un mouchoir pour empêcher la propagation des germes.

Ce traitement apaise l'irritation et limite l'infection. À renouveler matin et soir. Lavez-vous les mains après le soin et évitez de triturer les boutons.

Pour assécher un bouton solitaire, étalez un peu de bicarbonate en pâte sur la zone concernée et laissez agir 5 à 10 minutes. Lavez et renouvelez le traitement matin, midi et soir si possible. Lavez-vous chaque fois les mains et essuyez-vous avec un mouchoir.

Cette recette vaut aussi pour les microkystes blancs, ces petites boules de graisse qui apparaissent souvent sur le visage, le menton ou près du nez.

MASQUE ANTI-CICATRICES ET ROUGEURS

INGRÉDIENTS : *argile verte, bicarbonate, eau de source.*

Préparez un masque avec 3 cuillerées à soupe d'argile verte ou blanche, 1 cuillerée à café de bicarbonate et 50 cl d'eau de source. Étalez cette pâte liquide, attendez 10 à 15 minutes et nettoyez à l'eau froide ou tiède. Ce traitement est réservé aux peaux normales ou grasses.

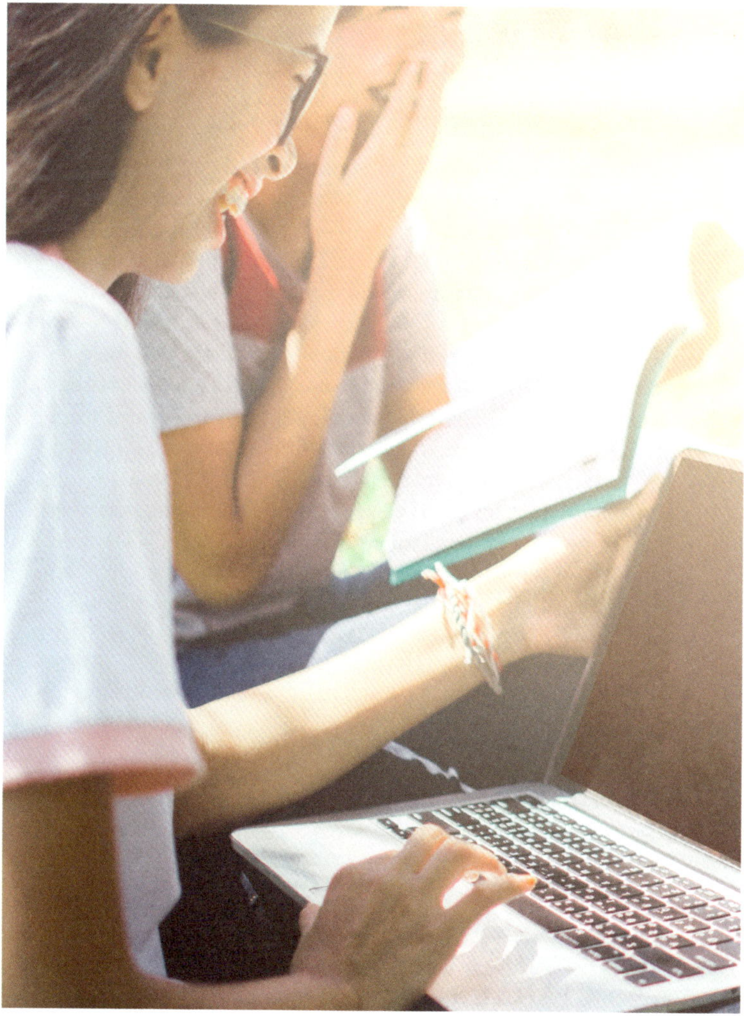

CES MYCOSES QUI VEULENT NOTRE PEAU

Mycoses, le nom vous dit sûrement quelque chose. Ce sont de microscopiques champignons parasites qui s'attaquent aux muqueuses ou à l'épiderme. Il s'agit souvent de champignons de type levure, de l'espèce *Candida albicans*, d'où le nom de candidose donné à ces affections. Ces micro-organismes, naturellement présents dans le tube digestif et les voies génitales, peuvent se développer de manière anormale en raison de certains facteurs : baisse des défenses immunitaires, prise de certains médicaments, plaie, port d'une prothèse dentaire (pour les mycoses buccales), utilisation de savons trop acides, chaleur, humidité, vêtements trop serrés… Ils s'installent dans les replis ou les creux du corps et provoquent rougeurs, pelades et démangeaisons. Il est d'ailleurs préférable de consulter un médecin, surtout en cas de mycose récidivante. On les soigne avec des médicaments antifongiques. Que peut faire le bicarbonate ? Il peut stopper la prolifération de ces micro-organismes et assainir la peau.

QUAND LA BOUCHE EN PÂTIT

Qu'elles s'appellent muguet ou autres, ces maladies se développent sur la paroi interne des joues, la langue ou les gencives. Elles sont provoquées par la multiplication des bactéries, ce qui acidifie le milieu buccal naturellement alcalin.

Vous pouvez pratiquer selon la localisation de l'affection des bains de bouche ou gargarismes. Diluez une cuillerée à café de bicarbonate « alimentaire » dans un verre d'eau bouillie et ajoutez 2 gouttes d'huile essentielle d'arbre à thé, de lavande et de thym. Les huiles sont facultatives, mais elles ont des vertus calmantes et antiseptiques. À renouveler 2 ou 3 fois par jour après les repas.

LE PIED D'ATHLÈTE

Cette affection ne touche pas que les seuls athlètes, mais il est vrai qu'elle est favorisée par la transpiration et la macération dans des chaussures fermées et mal aérées. Elle se traduit par des démangeaisons, des rougeurs et des fissures entre les orteils. Si elle n'est pas traitée, cette mycose peut se transmettre à d'autres parties du corps. Méfiez-vous, car elle est très contagieuse. Chez les diabétiques, ce type d'atteinte peut avoir des conséquences graves.

Il est préférable de commencer le traitement dès l'apparition des premiers symptômes, vous n'aurez que plus de chances de vous en débarrasser rapidement.

Diluez 2 cuillerées à soupe de bicarbonate « alimentaire » dans une bassine de 4 ou 5 litres d'eau tiède, 4 gouttes d'huile essentielle d'arbre à thé et de citron (facultatif). Laissez tremper vos pieds pendant environ une demi-heure et essuyez-vous bien, surtout entre les orteils. Renouvelez jusqu'à disparition complète des symptômes. Cette formule vaut aussi pour les mycoses des ongles. Ces bains n'empêchent pas d'avoir recours à une pommade antifongique si vous le désirez.

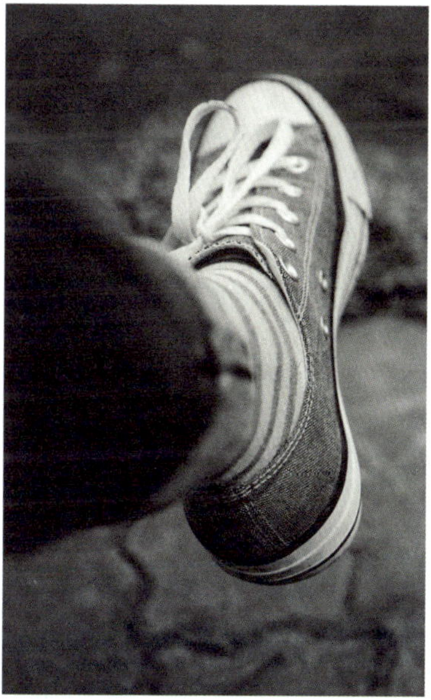

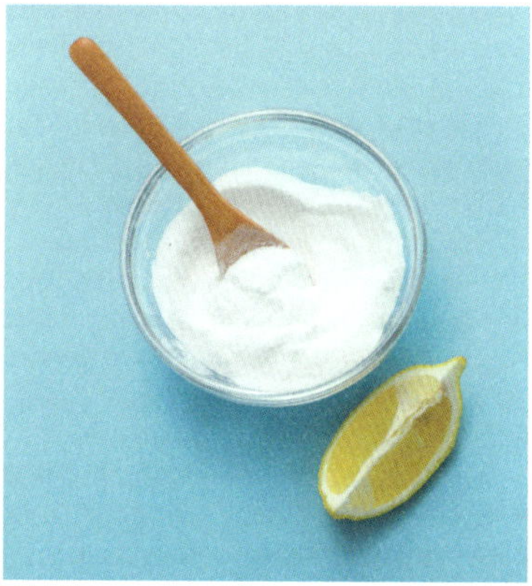

ASSAINIR ET APAISER LA PEAU

Certaines maladies de peau chroniques, tels l'eczéma ou le psoriasis, s'avèrent aussi douloureuses physiquement que psychiquement. Sources de gêne et de complexes, elles peuvent porter préjudice à notre vie sociale, surtout si les lésions touchent le visage ou les mains. D'origine allergique ou en partie génétique (le psoriasis), ces affections répondent inégalement aux médicaments. Le bicarbonate peut soulager et traiter en rééquilibrant le pH de la peau et en limitant l'infection.

COMPRESSES OU BAINS ?

Tout dépend de l'étendue des lésions et des parties du corps affectées. Un bain chaud ou tiède (de 35 à 38 °C) additionné de 80 à 100 g de bicarbonate « alimentaire » apaise et assainit la peau. Restez dans l'eau 15 ou 20 minutes sans vous laver ni vous rincer. Au sortir du bain, séchez-vous sans frotter en tamponnant avec une serviette (changez-la à chaque fois) ou laissez sécher à l'air libre.

Pour les bains de pieds ou de mains : 1 cuillerée à café de bicarbonate pour une bassine de 4 ou 5 litres d'eau tiède. En ajoutant la même quantité d'avoine colloïdale ou d'amidon de blé, on améliore l'hydratation de la peau.

En compresses : préparez une pâte avec 1 cuillerée à café de bicarbonate et autant d'eau de source. Appliquez sur les

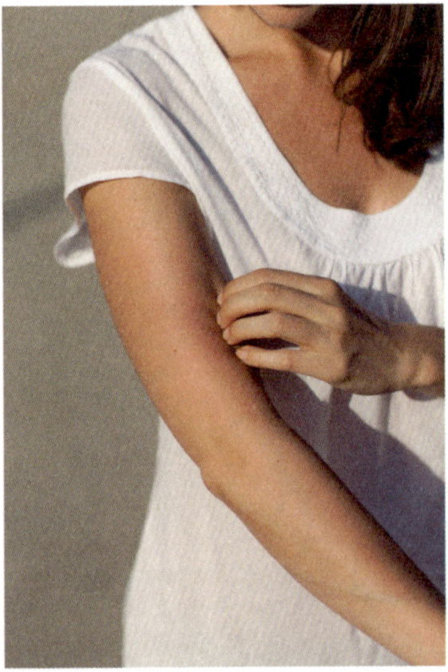

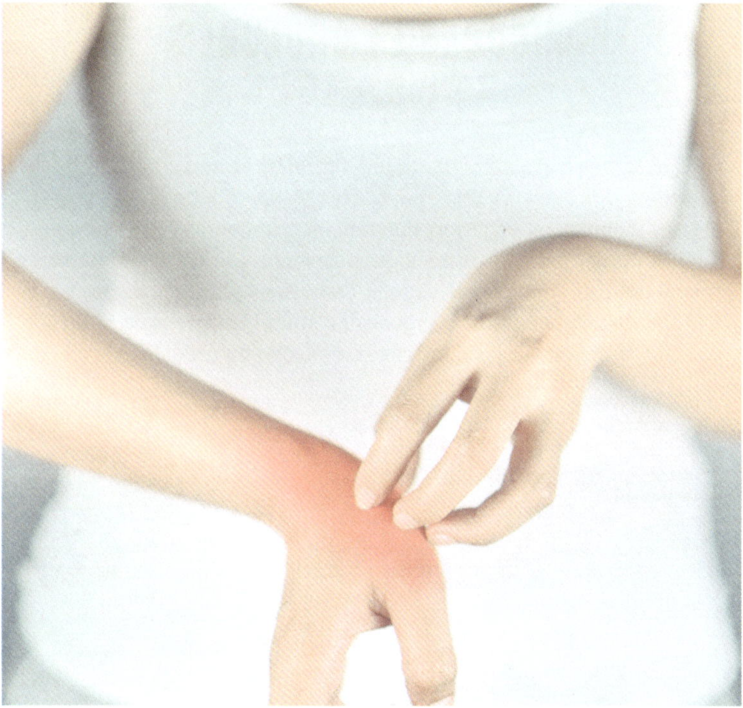

plaques ou vésicules et laissez agir 15 à 20 minutes. Rincez et séchez comme précédemment. En général, un mieux se fait sentir après une dizaine de bains ou d'applications.

CONTRE LES VERRUES

Les verrues sont d'origine virale. Rarement douloureuses, elles sont, toutefois, gênantes et inesthétiques. Pour vous en débarrasser, étalez sur l'excroissance une pâte liquide composée de 1 cuillerée à café de bicarbonate pour 2 cuillerées d'eau de source. Protégez, au besoin, avec une compresse stérile et laissez agir 1 heure, rincez et essuyez. Renouvelez jusqu'à disparition. Cette méthode est plus efficace sur les verrues d'apparition récente.

PIQÛRES ET BRÛLURES SOULAGÉES

Vous avez très certainement été une fois victime de l'un ou l'autre de ces agresseurs au cours de vos vacances. De qui (ou de quoi) s'agit-il ? De ces animaux ou végétaux qui piquent, mordent ou agressent nos fragiles épidermes. Moustiques, guêpes, araignées, méduses ou orties ont un point commun : leur pouvoir de nuisance ! En cas de piqûre, le bicarbonate soulage les démangeaisons et les sensations de brûlure en agissant sur les substances irritantes ou urticantes.

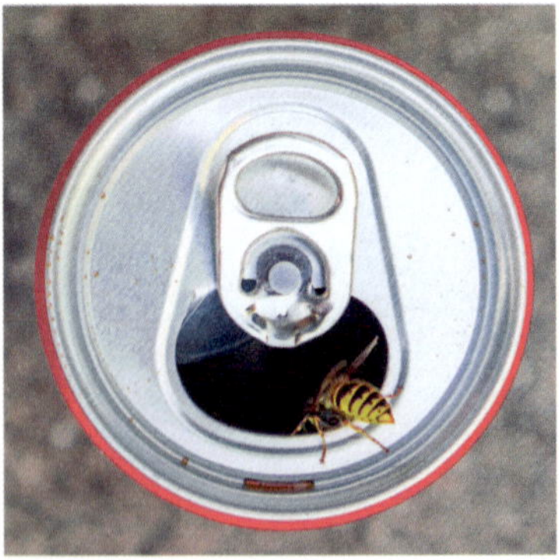

PÂTE APAISANTE POUR PIQÛRES DE MOUSTIQUES, DE GUÊPES OU LES MORSURES D'ARAIGNÉES

INGRÉDIENTS : *bicarbonate, vinaigre d'alcool*

Mélangez 3 cuillerées à café de bicarbonate et autant de vinaigre d'alcool ou de cidre, et appliquez cette pâte le plus rapidement possible sur la peau. Laissez agir jusqu'à ce que la sensation de brûlure ou de démangeaison soit calmée.

PÂTE APAISANTE À L'HAMAMÉLIS

On peut aussi préparer une pâte à base de bicarbonate et d'eau ou mélanger 1 cuillerée à café de bicarbonate et autant d'eau d'hamamélis, aux vertus apaisantes réputées. On laisse cet emplâtre en place jusqu'à l'apaisement du prurit.

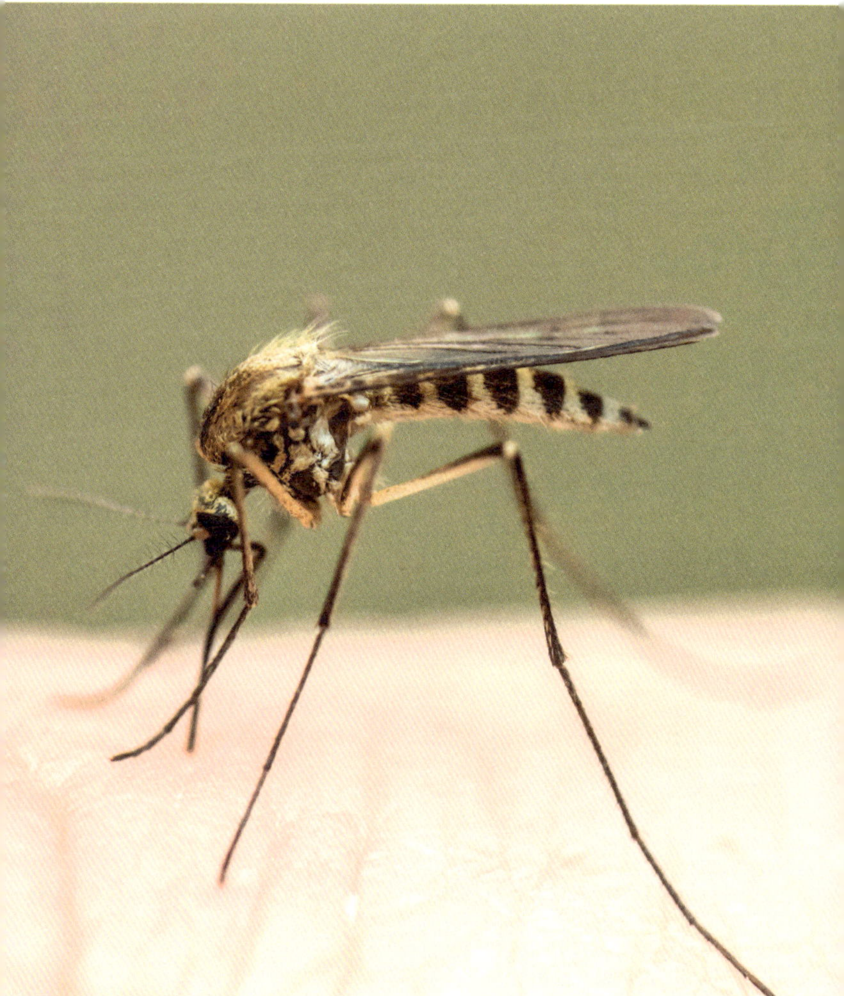

UNE AIDE AUX PETITS BOBOS

Le bicarbonate peut-il aider à extraire une écharde ou soigner une ampoule ? La réponse est oui, même s'il ne fait pas de miracle.

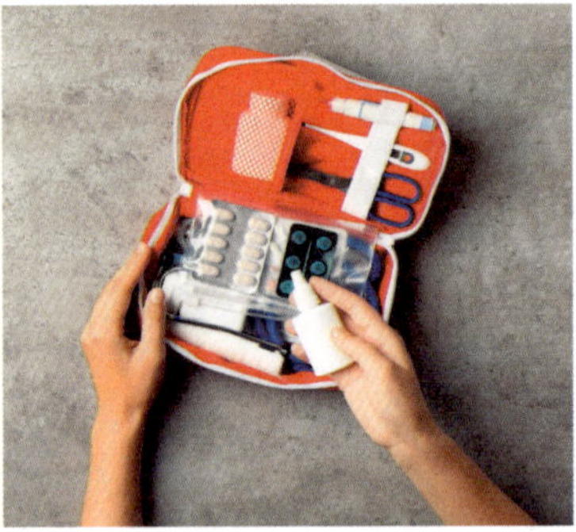

POUR NETTOYER ET ASSÉCHER UNE AMPOULE

Diluez 2 cuillerées à soupe de bicarbonate dans une bassine d'eau tiède (4 ou 5 litres) ou 1 cuillerée à café dans un bol et laissez tremper pieds (ou doigt) pendant une quinzaine de minutes. Séchez bien sans frotter et n'hésitez pas à mettre un pansement seconde peau qui protège et soulage. Renouvelez les bains pendant 2 ou 3 jours. Le bicarbonate accélère le dessèchement de l'ampoule et sa guérison.

RETIRER UNE ÉPINE... DU PIED OU DU DOIGT

Comment faire pour extraire sans trop de difficultés échardes, épines de rosier ou même (c'est encore pire) des piquants d'oursins très enfoncés ?

Laissez tremper le doigt dans un bol d'eau chaude contenant 1 cuillerée à café de bicarbonate ; ou le pied dans une bassine d'eau chaude avec 3 cuillerées à soupe de bicarbonate. La chaleur et le bicarbonate décontractent les muscles et ouvrent les pores, ce qui facilite l'extraction du corps étranger.

Ensuite, munissez-vous d'une pince à épiler ou d'une aiguille et, au besoin, d'une bonne paire de lunettes – il n'y a malheureusement pas d'autres solutions – et désinfectez une fois que vous avez tout retiré.

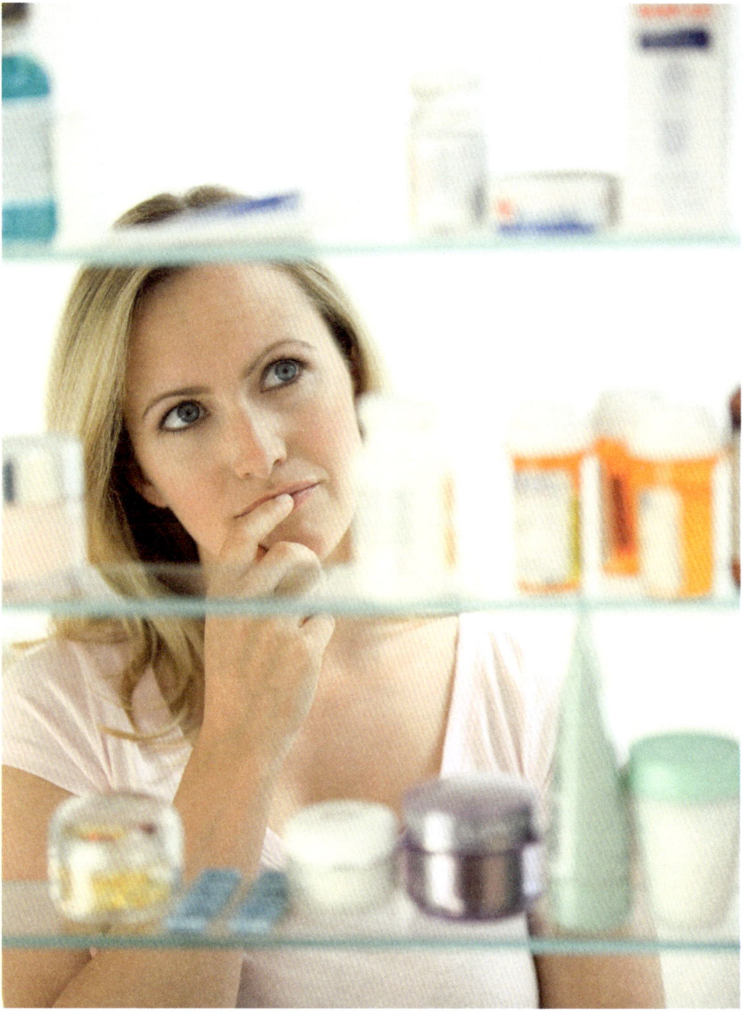

MES RECETTES PERSO

INGRÉDIENTS

RECETTE

DE PRODUITS MÉNAGERS

INGRÉDIENTS	RECETTE

MES RECETTES PERSO

INGRÉDIENTS	RECETTE

DE PRODUITS MÉNAGERS

INGRÉDIENTS	RECETTE

MES RECETTES PERSO

INGRÉDIENTS	RECETTE

DE PRODUITS MÉNAGERS

INGRÉDIENTS	RECETTE

MES RECETTES PERSO

INGRÉDIENTS	RECETTE

DE PRODUITS MÉNAGERS

INGRÉDIENTS	RECETTE

MES RECETTES PERSO

INGRÉDIENTS	RECETTE

DE PRODUITS MÉNAGERS

INGRÉDIENTS	RECETTE

MES RECETTES PERSO

INGRÉDIENTS	RECETTE

INGRÉDIENTS	RECETTE

MES RECETTES PERSO

INGRÉDIENTS	RECETTE

DE PRODUITS DE SOIN

INGRÉDIENTS	RECETTE

MES RECETTES PERSO

INGRÉDIENTS	RECETTE

DE PRODUITS DE SOIN

INGRÉDIENTS	RECETTE

MES RECETTES PERSO

INGRÉDIENTS	RECETTE

DE PRODUITS DE SOIN

INGRÉDIENTS	RECETTE

MES RECETTES PERSO

INGRÉDIENTS	RECETTE

DE PRODUITS DE SOIN

INGRÉDIENTS	RECETTE

MES RECETTES PERSO

INGRÉDIENTS	RECETTE

INGRÉDIENTS	RECETTE

MES BONNES ADRESSES

INDEX

CRÉDITS PHOTOGRAPHIQUES

Toutes les images @ Shuttertock : p. 5 JPC-PROD, p. 6 Nadezda Verbenko, p. 9 Katerina Morozova, p. 10 phloen, p. 13 Dariia Belkina, p.13 Marc Bruxelle, p. 16, AngelinaKo, Gruffi, Design tech art, p. 17 EKramar, p. JPC-PROD, p.21 wavebreakmedia, p. 22 FreeProd33, p. 23 JPC-PROD, p. 24-25 Impact Photography, p.26 JPC-PROD, p. 28 lapsa03, Terence Toh Chin Eng, p. 29 Andrei Kuzmik, p. 30-31 Billion Photos, p. 32 brizmaker, p. 33 Shaiith, p. 34 LStockStudio, p. 35 golubovystock, Volodymyr Tverdokhlib, p. 36 G-Stock Studio, p.37 Nataliia Zhekova, p. 38-39 Artem Oleshko, p. 40 New Africa;, p. 41 Gaf_Lila, p.42 ineversleep, p.43 Zurijeta, p. 44 All About Space, p. 45 Fotosr52, p. 46 quadshock, p. 47 onzon; p. 48 MIGUEL G. SAAVEDRA, p. 49 Nastya Dubrovina, p. 50-51 hanohiki, p. 53 Voyagerix, p. 54 Photographee.eu, p. 55 Photographee.eu, p. 56 Jenson, p. 57 WorldWide, p. 59 cirkoglu, p. 61 Followtheflow, p. 62 STUDIO GRAND WEB, p. 63 New Africa, p. 64 Angela Aladro mella, p. 65 ju_see, AmyLv, p. 66 Dmytro and Krystyna, p. 67 Evgeny Atamanenko, p. 68-69 Rozhnovskaya Tanya, p. 70 Pla2na, p. 71 LIGHTITUP, p. 72-73 mRGB, p. 75 StockphotoVideo, p. 77 Serhii Krot, p. 78 Photographee.eu; p. 81, p. 82, p. 83, p. 84 Nykonchuk Oleksii, p. 85 Vershinin89, p. 86-87 trekandshoot, p. 88 soul_studio, p. 89 nata-lunata, p. 90Jareerat, p. 91 Gemalbarra, p. 92 SimonTheSorcerer, p. 95 SimonTheSorcerer, p. 96 Jenni Kupelian, p. 97 kostrez, p. 98 Tatiana Volgutova, p. 99 Life morning, p. 100 kostrez, p. 101 Vania Georgieva, p. 102 D. Pimborough, p. 103 alexkich, p. 105 Vlasovalana, p. 106 margouillat photo, p. 107 margouillat photo, p. 109 HandmadePictures, p. 111 Melica, p. 113 Tiffany Katz; p. 114 nampix, p. 117 Kadroman, p. 118-119 Antonina Vlasova, p. 120-121 279photo Studio, p. 122-123 9dream studio, p. 124 KPG Payless2, p. 125 mady70,p. 126 Syda Productions, p. 127 joanna wnuk, p. 128 AmyLv, p. 130 Inna Levchenko, p. 132 Voyagerix, p. 133 Pixel-Shot, p. 134-135 New Africa, p. 137 Amawasri Pakdara, p. 138 Pixel-Shot, p. 139 Olena Yakobchuk, p. 141 Irina Bg, Makistock, p. 142-143 Halfpoint, p. 144 Vladimir Sukhachev, p. 147 Chayathorn Lertpanyaroj, Hazel Gardiner, p. 148 MinDof, p. 149 New Africa, FGC, p. 150 Anna Hoychuk, p. 151 maramorosz, p. 152 matka_Wariatka, p. 153 schankz, p. 154 wong yu liang, p. 155 Ira Shpiller, p. 157 ImageFoto, p. 159 Amalia Kartika Ariyani, Melica;, p. 160 Adam Gregor, p. 161 ANUCHID.L, p. 162 Angela Rohde, p. 163 Stefan Malloch; p. 164 New Africa;, p. 165 micro10x;

Imprimé Roumanie par G CANALE & C
Dépôt légal janvier 2020
324567/01- 11042335-novembre 2019